Spirituelle
Fantasiereisen
für die Yogastunde

Tiefenentspannung
Progressive Muskelrelaxation
Autosuggestion & Autogenes Training

Copyright © 2025 Alida Kossack, Autorin
1. Auflage
Taschenbuch: ISBN 9781068853647
E-Book: ISBN 9781068853661
alidakossack@yahoo.com
www.pranacentre.ca

Englische Version: 1. Auflage, 2025
Spiritual Guided Imagery for Yoga Classes
Taschenbuch: ISBN 9781068853654
E-Book: ISBN 9781068853678

Korrektorat: Regina Picco
Buchcover: Alida Kossack
erstellt unter Verwendung von Stockgrafiken mit Canva (www.canva.com)
Urheber der Grafiken: anlomaja, sparklestroke, Placidplace, Mete-X
Foto von Alida Kossack: Clarisse Falcão (@sejacrisalidas)

Das Werk, einschließlich seiner Teile, ist urheberrechtlich geschützt. Jegliche Verwertung ist ohne die ausdrückliche schriftliche Zustimmung der Autorin unzulässig. Für die Inhalte ist die Autorin verantwortlich.

Dieses Werk ist in der „Library and Archives Canada" verzeichnet. Detaillierte Informationen sind unter www.library-archives.canada.ca abrufbar.

Vertrieb: Amazon KDP Print und IngramSpark/Lightning Source International (LSI)

Wichtige Hinweise: Die Inhalte dieses Buches wurden von der Autorin aufgrund ihrer Erfahrung und Sachkompetenz geprüft. Sie haben sich in der Praxis bewährt. Die Autorin übernimmt keine Haftung für die Ergebnisse. Der Leser sollte die Ratschläge und Anleitungen nach eigenem Ermessen anwenden. Bei Erkrankungen oder im Verlauf einer Schwangerschaft sollte stets Rücksprache mit dem behandelnden Arzt oder Therapeuten gehalten werden.

Inhaltsverzeichnis

Vorwort	8

Kapitel 1
Entspannungsverfahren in der Yogapraxis — 10

    Entspannung will gelernt sein — 10

    Sender und Empfänger — 12

    Die Rahmenbedingungen — 13

        Kompetenz und Erfahrung des Kursleiters — 13

        Vertrauenswürdigkeit des Kursleiters — 13

        Raumatmosphäre — 14

        Raumausstattung — 14

        Vorbereitung auf die Entspannungseinheit — 14

        Inhalt und Ablauf der Entspannungseinheit — 16

        Qualität der Entspannungseinheit — 18

Kapitel 2
Zielsetzung der Entspannung — 23

    Entspannung in der heutigen Zeit — 25

    Entspannungsverfahren — 26

        Progressive Muskelrelaxation — 26

        Autogenes Training — 27

        Autosuggestion — 28

        Fantasiereisen — 29

Inhaltsverzeichnis

Tiefenentspannung	29
Yoga	31
QiGong	31
TaiChi	32
Entspannung in der Yogastunde	33
Anfangsentspannung	33
Zwischenentspannung	35
Endentspannung (Tiefenentspannung)	37
Wirkung auf Körper, Geist und Energiesystem	38
Wirkung auf die Gehirnwellen	40
Gamma-Wellen (30–100 Hz)	41
Beta-Wellen (14–30 Hz)	42
Alpha-Wellen (8–14 Hz)	43
Theta-Wellen (4–8 Hz)	46
Delta-Wellen (0,1–4 Hz)	48

Kapitel 3
Praxisteil: Entspannung	50
Entspannungsübungen in der Yogapraxis	51
Erläuterungen zum Vorlesen der Übungen	52
Vorlesetexte für die Anfangsentspannung	53

Inhaltsverzeichnis

1. Rückenentspannungslage	54
2. Kurze Progressive Muskelrelaxation	55
3. Schnellentspannung	56
3. Alternative: Body-Scan	58
4. Rückkehr in den Augenblick	59
Vorlesetexte für die Tiefenentspannung	60
1. Rückenentspannungslage	61
2. Lange Progressive Muskelrelaxation	62
3. Autosuggestion „Loslassen und Fliegen"	64

Kapitel 4
Praxisteil: Fantasiereisen 65

Fantasiereisen in der Yogastunde	66
Formen der Fantasiereisen	67
Geschlossene Fantasiereisen	68
Halboffene Fantasiereisen	69
Offene Fantasiereisen	69
Ablauf der Fantasiereisen	70
Eröffnung	70
Hauptteil	71
Rückkehr	71

Inhaltsverzeichnis

Erläuterungen zum Vorlesen der Fantasiereisen	74
Vorlesetexte der Fantasiereisen	75
Lichtkörper	76
Wolkenreise	78
Sandbad	80
Sommernacht	81
Chakra-Reise	83
Vollmond	85
Yoga Nidra	86
Heiliger Tempel	88
Zauberwald	89
Vogelperspektive	91
Strahlendes Herz	93
Kanufahrt	95
Südseestrand	97
Waldspaziergang	98
Sommerwiese	100
Wasserfall	102
Winterlandschaft	104
Danksagung der Autorin	106
Bücher von Alida Kossack	108

DIE WELT DER REALITÄT HAT IHRE GRENZEN,
DIE WELT DER FANTASIE IST GRENZENLOS.
(JEAN-JACQUES ROUSSEAU)

Vorwort

Warum sind Ruhe und Entspannung in der Yogastunde so wichtig? Durch diese erholsamen Momente können wir uns von dem Trubel und der Hektik des Alltags abwenden. Sie sind Oasen der inneren Einkehr, in denen Körper und Geist zur Ruhe kommen dürfen. Die muskulären und geistigen Spannungen können nun gelöst werden. Wir erlauben uns für eine bestimmte Zeit, aus der negativen Spirale von Erwartungen, Anforderungen und Zwängen zu befreien - und dabei ganz bei uns selbst anzukommen.

Wenn unser Körper ständig auf Hochtouren läuft, verlieren wir uns in der Stressspirale. Wir verlieren zunehmend die für unser inneres Gleichgewicht so wichtige Balance zwischen Anspannung und Entspannung. Entspannungsverfahren helfen uns, uns selbst wieder zu spüren und uns für unsere wirklichen Bedürfnisse zu sensibilisieren. Sie schenken uns die notwendigen Phasen der Erholung und Regeneration, um unsere innere Stabilität und Stärke wiederzuerlangen.

In der Yogaphilosophie spielt die Entspannung eine noch bedeutendere Rolle. **Nişpanda** bedeutet im Sanskrit Entspannung, abgeleitet von den Worten „spanda" (Spannung) und „ni" (ohne). Körper und Geist sind frei von Spannungen. Dies ist die Grundlage für eine kontemplative Geisteshaltung, welche uns auf dem achtgliedrigen Pfad des **Ashtanga Yoga** den Zugang zu unserem wahren Selbst ermöglicht:

- Im Zustand von **Pratyahara** bringen wir die alltäglichen Gedankenwellen zur Ruhe und lenken unsere Aufmerksamkeit auf inspirierende und erhebende Impulse.

- Im Zustand von **Dharana** gelingt es uns, die Kraft der Gedanken wie einen Laserstrahl zu bündeln und zu fokussieren. Dadurch erlangen wir Zugang zu unserer höheren Geisteskraft.

Diese ermöglicht uns, die Pforten zu den verborgenen Bereichen der Wahrnehmung, aber auch zu tiefem Wissen und Weisheit zu öffnen.

- Der Zustand **Dhyana**, die eigentliche Meditation, befreit uns von den Verhaftungen an alltäglichen Wünschen, Sehnsüchten oder Sinneseindrücken. Sie lösen sich wie Nebel in der erhellenden Kraft der Morgensonne. Gleiches gilt für die Grenzen zwischen Körper und Geist, Raum und Zeit. Wir erleben eine höhere Wirklichkeit, voller Ruhe, Harmonie und Frieden.

- Im Zustand des **Samadhi** lösen sich die letzten Bindungen zur physischen Welt. Wir sind frei von den Begrenzungen der Trennung, sei es vom Leben oder von der göttlichen Lebenskraft. Anstatt Angst, Sorgen und Kummer erleben wir Freiheit, Leichtigkeit und Lebensfreude als einen beständigen Geisteszustand. Im Einssein mit der universellen Weltenseele erleben wir unsere wahre Natur des **Sat Chit Ananda** - vollkommenes Bewusstsein, unendliche Weisheit und bedingungslose Glückseligkeit.

Kapitel 1
Entspannungsverfahren in der Yogapraxis

Entspannungsübungen sind aus einer modernen Hatha-Yogastunde nicht mehr wegzudenken. Denn die Yogastunde orientiert sich heutzutage an den Anforderungen eines aktiven und leistungsorientierten Lebensstils.

Entspannungsübungen helfen deinen Teilnehmern, körperlich und geistig loszulassen. Dies erleichtert ihnen, innerlich im Kurs und bei sich selbst anzukommen. Sie werden zunehmend in der Lage sein, sich von den täglichen Herausforderungen zu lösen, um sich auf die innere Reise einer Yogastunde sowohl einzulassen als auch einzustimmen.

ENTSPANNUNG WILL GELERNT SEIN

Dies gilt gleichermaßen für dich als Kursleiter und auch für deine Teilnehmer. Als Kursleiter obliegt dir hierbei eine besondere Verantwortung, denn du bist sowohl Vorbild als auch Lehrkraft. Überprüfe vor jeder Yogastunde, ob du dich selbst gelöst und entspannt fühlst. Dadurch wirkst du authentischer und kannst die Teilnehmer besser erreichen.

Zudem sollten deine Teilnehmer empfänglich für deine Botschaften sein, um sich auf das Entspannungsangebot einlassen zu können. Das klingt zunächst einfach, doch in der Praxis werden dich zahlreiche Fragen und Hürden erwarten. Durch ein tiefgreifendes Verständnis der Methoden und ihrer Wirkungsweise kannst du die für deine Situation geeignetsten wählen und so optimale Ergebnisse erzielen.

> Um Entspannungstechniken zu erlernen, sind ausreichende Kenntnisse über ihren Inhalt, Ablauf und Wirkung erforderlich. Aber auch die Bereitschaft, sich wirklich auf den Prozess des Entspannens einzulassen.

Wenn dir selbst die Entspannung leicht fällt, kannst du sie einfacher vermitteln. Durch deinen eigenen Lernprozess wirst du auch mehr Geduld und Verständnis für den Lernprozess deiner Teilnehmer entwickeln. Denk daran, dass das Lernen, sich zu öffnen, abzuschalten oder loszulassen, sehr langwierig sein kann. Oft ist es mit Ängsten und Blockaden verbunden. Ebendarum ist nicht nur eine professionelle Atmosphäre, sondern auch das Vertrauen in den Kursleiter so wichtig.

SENDER UND EMPFÄNGER

Denke an das Beispiel eines Radiosenders. Während deiner Yogastunde bietest du deinen Zuhörern ein inspirierendes Unterhaltungsprogramm. Auch hier arbeitest du vielleicht mit Musik, Klängen, aber vor allem mit deinen gesprochenen Worten.

> Diese sollten so klar wie möglich gesendet, möglichst störungsfrei vermittelt, aber auch ungefiltert aufgenommen werden.

Die nachfolgenden Rahmenbedingungen können dir dabei helfen, die Qualität des Sendens und der Übertragung zu optimieren. Hingegen hast du keinen Einfluss darauf, wie gefiltert die gesendeten Informationen aufgenommen und im eigenen System verarbeitet werden.

Yogapraxis: In der Yogapraxis bedeutet dies, dass sich deine Teilnehmer während der Entspannungssequenzen eher in der passiven Rolle des Zuhörers befinden. Sie lauschen deinen Worten, um sie zu fühlen, zu spüren oder sich bildlich vorzustellen. Du sendest ihnen Impulse und deine Teilnehmer entscheiden, ob diese für sie passend sind und welche Informationen davon für sie nützlich sein können. Hierfür solltet ihr gewissermaßen auf einer Wellenlänge sein. Sind sie empfänglich, werden deine Impulse bestenfalls nicht nur wahrgenommen werden, sondern auch in das innere System integriert. Hierdurch kannst du deine Teilnehmer dazu ermutigen, alternative Denk- und Verhaltensmuster zu entwickeln. Deine Intention ist hierbei von entscheidender Bedeutung. Vertraue auf deine Fähigkeiten und handle in bester Absicht, dann werden deine inspirierenden Impulse dankbar angenommen.

> Sei dir stets bewusst, dass du eine große Verantwortung trägst, wenn du mit dem Bewusstsein und insbesondere mit dem Unterbewusstsein deiner Teilnehmer arbeitest.

DIE RAHMENBEDINGUNGEN

Jeder Teilnehmer strebt danach, sich wohl und sicher zu fühlen. Nur dadurch kann er sich innerlich öffnen und loslassen. Um hierfür die bestmöglichen Rahmenbedingungen zu schaffen, sollten die nachfolgenden Faktoren berücksichtigt werden.

☑ Kompetenz und Erfahrung des Kursleiters

Es ist ratsam, eine Ausbildung im Bereich der Entspannungsverfahren zu belegen. Dadurch erfährst du nicht nur die gesamte Bandbreite an Methoden, sondern auch, wie du sie in der Praxis anwenden kannst. Die grundlegenden Prinzipien sollten wirklich verstanden, einstudiert und vor allem regelmäßig geübt werden. Gerade die Technik des Ansagens spielt eine bedeutende Rolle. Wenn du Einsteiger bist, achte darauf, ein möglichst ehrliches und konstruktives Feedback von einer breiten Zielgruppe zu erhalten. Dadurch wirst du nicht nur sicherer und selbstbewusster auftreten, sondern du vermeidest, deine anfängliche Unsicherheit auf die Teilnehmer zu übertragen. Denk daran, wenn deine Teilnehmer sich innerlich öffnen, werden sie sensibler für die subtilen Nuancen der Stimmung im gesamten Raum.

☑ Vertrauenswürdigkeit des Kursleiters

Wenn du ehrlich, empathisch und authentisch bist, werden deine Teilnehmer dir Vertrauen schenken. Sei dir bewusst, dass du stets ein Lernender sein wirst. Insbesondere dann, wenn du gerade erst mit der Tätigkeit als Kursleiter begonnen hast. Dies bedeutet, dass ein authentischer Yogalehrer zugleich ein Yogaschüler ist. Bist du gewillt, deine Fähigkeiten und Kenntnisse kontinuierlich zu verbessern und dich auf deinem spirituellen Pfad weiterzuentwickeln? Dann wird dich dieses Bestreben, gepaart mit Verständnis, Hingabe und Offenheit, immer mit deinen Teilnehmern verbinden. Es ist nicht die Illusion eines perfekten Yogalehrers, welche dir Respekt und Anerkennung entgegenbringt, sondern vielmehr die Bereitschaft, von deinem Umfeld zu lernen.

☑ RAUMATMOSPHÄRE

Achte auf eine angenehme und ruhige Atmosphäre. Möglicherweise sollte auch die Türklingel ausgeschaltet sein. Vermeide Raumdüfte, ätherische Öle oder Räucherstäbchen, da sie nicht nur die Konzentration stören, sondern auch als unangenehm empfunden werden können. Manche Menschen reagieren allergisch oder Asthmatiker können Atembeschwerden bekommen. Der Raum sollte zum Abschalten, Loslassen und Entspannen einladen. Daher sollte er gut gelüftet, aufgeräumt und auch offen gestaltet sein. Niemand möchte sich durch Stolperfallen, überflüssige Möbel oder überladene Dekorationen eingeengt fühlen. Achte auch darauf, den Boden regelmäßig zu reinigen. Wollmäuse, die durch Haare und Staub entstehen, können sehr unangenehm empfunden werden, wenn man am Boden liegt.

☑ Raumausstattung

Die Liegeplätze sind idealerweise bereits für deine Teilnehmer vorbereitet. Dies verleiht dem Raum ein behagliches und einladendes Ambiente. Achte auch auf einen ausreichenden Abstand der Matten. Dadurch verhinderst du, dass die Hände mit denen des Nachbarn in Berührung kommen. Bestücke jeden Liegeplatz folgendermaßen:

- 1 Yogamatte mit einer Stärke von mindestens 4 mm
- 1 flach gefaltete Decke als Unterlage für den Kopf
- 1 Decke zum Zudecken
- 2 kleinere Kissen zur Unterstützung des Rückens

☑ Vorbereitung auf die Entspannungseinheit

Deine Teilnehmer sollten bequeme Kleidung tragen und diese bereits beim Einnehmen der Entspannungslage lockern. Unangenehme Spannungen oder drückende Stellen führen dazu, mitten in der Entspannungssequenz nachzujustieren. Das bringt nur unnötig Unruhe in den Raum und stört möglicherweise deine Ansagen.

Du solltest den Teilnehmern empfehlen, Socken zu tragen. Denn vor allem Frauen sind kälteempfindlicher und neigen zu kalten Füßen. Zudem wird sich die Körpertemperatur bei einem tieferen Entspannungszustand deutlich senken. Daher ist es ratsam, ihnen auch bei höheren Raumtemperaturen eine dünne Decke zum Zudecken anzubieten.

Rückenentspannungslage: Idealerweise liegen deine Teilnehmer auf dem Rücken in Shavasana, der Rückenentspannungslage. Sie hilft, körperliche und geistige Spannungen zu lösen und die Konzentration länger aufrechtzuerhalten. Außerdem ermöglicht sie eine komfortable Anspannung und Entspannung des gesamten Körpers. Um den unteren Rücken zu entlasten, empfiehlt es sich, die beiden kleineren Kissen unter die Knie zu legen.

Schwangerschaft: In der fortgeschrittenen Schwangerschaft ist Parshva Shavasana, die seitliche Entspannungslage, besser geeignet. Dabei liegen deine Teilnehmerinnen mit angewinkelten Beinen vollständig auf der seitlichen Körperhälfte. Ein Kissen zwischen den Knien wird von vielen als angenehm empfunden. Der Kopf ruht auf dem Boden, auf dem unteren Arm oder leicht erhöht auf einem Yogakissen.

Rückenschmerzen: Bei Rückenschmerzen sollten die beiden kleineren Kissen unter den Oberschenkeln nahe dem Gesäß platziert werden. Dadurch wird der untere Rücken vollständig am Boden aufliegen. Eine gefaltete Decke kann zusätzlich als Ausgleich für das schmerzende Hohlkreuz dienen.
Bei starken Rückenschmerzen haben sich die sogenannten Jumbo-Kissen bewährt. Diese ungefähr 40 cm hohen Sitzkissen werden üblicherweise für den unterstützenden Fersensitz verwendet. Im Liegen eignet sich die hohe Sitzhöhe zum Hochlagern der Beine. Platziere jeweils ein Kissen nahe beim Gesäß, wobei die Kniekehle oben am Kissenrand liegt. Dadurch ergibt sich ein Winkel von 90 Grad zwischen Ober- und Unterschenkel, der den Rücken optimal stützt. Ein wahres Wohlgefühl für den schmerzenden Rücken.

☑ Inhalt und Ablauf der Entspannungseinheit

Die folgenden Entspannungsmethoden sollten in jeder Yogastunde enthalten sein. Setze sie folgendermaßen ein: Die Methoden 1 bis 3 für eine kurze Anfangsentspannung und die Methoden 1 bis 5 für eine längere Endentspannung (Tiefenentspannung). Es ist natürlich möglich, die einzelnen Elemente an deinen Zeitplan anzupassen, jedoch solltest du unbedingt die empfohlene Reihenfolge einhalten. Im Abschnitt „Entspannungsverfahren" werden die Methoden detaillierter erläutert:

1. Progressive Muskelrelaxation (PMR)

Die bewusste Entspannung auf muskulärer Ebene hilft, sowohl körperliche als auch mental-emotionale Spannungen zu lösen. Dadurch fällt es leichter, den typischen Stresssymptomen vorzubeugen oder diese zu reduzieren. Dies ist nicht nur die Voraussetzung für eine intensivere Körperwahrnehmung, sondern insbesondere für die Öffnung der Pforten zum Unterbewusstsein. Im Kapitel 3 findest du zwei vollständige Übungsanleitungen, für eine kurze und eine längere PMR-Sequenz.

2. Klänge

Singe ein Mantra oder verwöhne deine Teilnehmer mit einer kurzen Klangreise. Für eine Klangreise verwende nur wenige, aber harmonische Klangelemente. Hier können Klangschalen, Monochord, Tanpura, Gong oder eine Sansula eingesetzt werden. Sie unterbrechen den inneren Dialog und lenken den Geist auf die Geschehnisse im Augenblick. Außerdem sind sie eine ideale Vorbereitung auf eine Fantasiereise, denn der Geist reagiert äußerst empfänglich auf beruhigende und harmonische Klänge. Solche Klänge erzeugen häufig Klangbilder, die zu einer inneren Reise einladen. Deshalb können die Instrumente auch eine Fantasiereise wirkungsvoll unterstützen. Achte darauf, die hohen Töne von Kopf-Klangschalen und Zimbeln nur als klares Signal zur Rückkehr aus dem Entspannungszustand zu verwenden.

3. Body-Scan und Schnellentspannung

Das bewusste Spüren des Körpers mittels Autosuggestion kann auch Teil deiner Fantasiereise sein. Sollte dies nicht der Fall sein, führe vorher einen Body-Scan oder die Schnellentspannung durch. Hierbei ist es wichtig, bei den Füßen zu beginnen und beim Kopf zu enden. Das fördert die Konzentration, denn eine Entspannungseinheit im Rahmen einer Yogastunde soll keine Einschlafhilfe sein. Im Kapitel 3 findest du detaillierte Übungsanleitungen für einen Body-Scan und eine Schnellentspannung.

4. Fantasiereise

Die Fantasiereise kann an das jeweilige Thema deiner Yogastunde angepasst werden. Vielleicht möchtest du den Teilnehmern anregende Impulse geben oder ihre Stimmung verbessern. Fantasiereisen lösen den Geist von den alltäglichen Gedanken, Sorgen oder Grübeleien. Sie führen ihn auf eine innere Reise, in eine Welt voller belebender oder beruhigender Eindrücke – ein erfrischender Kurzurlaub für Körper, Geist und Seele. Kapitel 4 bietet dir eine große Auswahl an inspirierenden Fantasiereisen.

5. Glaubenssatz und Affirmation

Glaubenssätze und Affirmationen können unsere Alltagswelt stark beeinflussen. Dies gilt sowohl für selbst gewählte Botschaften als auch für Botschaften, die uns von anderen übermittelt werden. Sie haben einen enormen Einfluss auf unsere Wertvorstellungen oder unsere Sichtweise auf die Welt. Wenn wir sie als wahr empfinden, werden sie Teil unserer Wirklichkeit. Sodann beeinflussen sie unser Denken und Handeln.

Daher ist es von immenser Bedeutung, während der Entspannungssequenz stets positive Botschaften zu übermitteln. Vermeide Wörter wie „nicht", „nie", „keine", „muss" oder „sollte". Formuliere den Satz möglichst kurz und so, als wäre das gewünschte Ergebnis bereits erreicht worden. Die Wirkung einer Fantasiereise kann noch gesteigert werden, wenn sie mit einem positiven Glaubenssatz oder einer Affirmation abgeschlossen wird.

Besonders dann, wenn die positive Botschaft mit den angenehmen inneren Bildern aus der Fantasiereise verbunden wird. Eine Visualisierung von Botschaften kann dazu beitragen, diese in das Unterbewusstsein zu verankern. Damit entfalten sie auch nach der Yogastunde ihre positive Wirkung.

Grundsätzlich sollte jede Entspannungseinheit eine Sequenz zur Rückkehr in den Augenblick beinhalten. Sie lässt sich hervorragend mit einem Glaubenssatz oder einer Affirmation kombinieren. Aus diesem Grund findest du in den Übungsanleitungen für die Anfangs- und Endentspannung im Kapitel 3 die Sequenz „Rückkehr in den Augenblick". Zudem endet auch jede der im Kapitel 4 vorgestellten Fantasiereisen mit einer Rückkehr. Jede Rückkehr beinhaltet verschiedene positive Affirmationen.

☑ Qualität der Entspannungseinheit

Die Qualität deiner Entspannungseinheit ist von den Inhalten abhängig, insbesondere wie du die Inhalte vermittelst. Für eine qualitativ hochwertige Yogastunde sind dabei zwei Faktoren von entscheidender Bedeutung: erstens ein realistischer Zeitplan und zweitens der wirkungsvolle Einsatz deiner Stimme.

A) Zeitplan

Dein Stundenkonzept kann seine Wirkung verlieren, wenn du unter Zeitdruck stehst, da du noch kein Zeitgefühl für die Dauer deiner Yogastunde entwickelt hast. Daher solltest du bei deiner inhaltlichen Vorbereitung auf einen realistischen Zeitplan achten, der tatsächlich eingehalten werden kann. Wähle vor allem für die Entspannungssequenzen eine ausgewogene Übungszeit. Dadurch wirst du in dreierlei Hinsicht profitieren:

- Erstens stehst du nicht unter Zeitdruck und kannst die Entspannungseinheit bequem und ohne Hast ansagen.

- Zweitens haben deine Teilnehmer ausreichend Zeit, um deinen Botschaften zu lauschen, sie zu spüren und zu erleben.

- Drittens bleibt am Ende auch nicht Zeit übrig, die du zusätzlich ausfüllen müsstest.

Für Einsteiger ist es sinnvoll, die Zeit vorab zu messen. Stell dir einen Wecker und sprich die ganze Entspannungssequenz in Ruhe durch. Berücksichtige für die Fantasiereisen ausreichend Phasen der Stille. So entsteht ein kreativer Raum, in dem sich die Fantasie frei entfalten darf.

B) Stimme und Sprechweise

Deine Stimme ist das wichtigste und wertvollste Instrument im Yogaunterricht. Einerseits ist es notwendig, deine Stimme zu schützen, insbesondere wenn du sehr viele Kurse anbietest. Daher ist es ratsam, deinen Sprechapparat durch eine korrekte Sprechweise zu schonen. Andererseits solltest du auch auf die Qualität deiner Sprechweise achten, also wie du sprichst und deine Sätze formulierst.

In der Entspannungssequenz ist es dir nicht möglich, mit deinem Körper zu arbeiten. Deine Teilnehmer können lediglich den Botschaften lauschen, um sich von ihnen inspirieren und tragen zu lassen. Zudem beeinflussen deine Ansagen sowohl die Stimmung im Raum als auch den Gemütszustand der Teilnehmer. Dies impliziert, dass deine Stimmung rasch auf die Teilnehmer einwirkt. Daher solltest du zu Beginn jeder Yogastunde deine Befindlichkeit überprüfen. Ein kleines Ritual vor deiner Yogastunde kann dazu beitragen, dich einzustimmen, zu entspannen und zu zentrieren. Du wirst feststellen, dass du dadurch nicht nur die Qualität deiner Stimme verbesserst, sondern auch die Botschaft von Ruhe, Entspannung oder Konzentration authentischer vermittelst.

Testlauf: Ich schlage vor, einen Testlauf durchzuführen und von diesem eine Sprachaufnahme zu machen. Hierfür solltest du die gesamte Entspannungssequenz zunächst notieren, dann in aller Ruhe vortragen, um die Sprachaufnahme anschließend sprachlich zu analysieren. Überprüfe deine Ansagen hinsichtlich der folgenden Aspekte zur Sprechqualität und befrage mindestens drei andere Personen nach ihrer Meinung. Die Wahrnehmung der eigenen Stimme ist subjektiv und physikalisch begrenzt. Konstruktive Kritik und Ratschläge helfen dir, die Qualität deiner Ansagen in kürzester Zeit zu verbessern.

Lautstärke: Deine Stimme sollte weder zu laut noch zu leise sein. Im besten Fall gelingt es dir, beruhigend leise und dennoch deutlich hörbar zu sprechen. Denke daran, dass es für deine Teilnehmer äußerst schwierig ist, sehr leise gesprochenen Worten zu folgen. Es kann auch Unmut hervorrufen, wenn man gerne Botschaften hören und folgen möchte, diese jedoch akustisch nicht ausreichend verstehen kann. Im Gegensatz dazu können zu laute Klänge oder Ansagen Stress auslösen. Gerade bei innerer Anspannung ist die Toleranz gegenüber Lärm stark vermindert. Je größer der Stresspegel, desto empfindlicher reagieren die Ohren. Daher ist eine angemessene und zugleich gut wahrnehmbare Lautstärke wichtig.

Geschwindigkeit: Sprich deine Ansagen in einer Geschwindigkeit, die es deinen Teilnehmern erlaubt, deine Worte akustisch aufzunehmen und innerlich zu verarbeiten. Durch Worte und Klänge wird automatisch eine Verknüpfung zu bereits erlebten Emotionen und Körperreaktionen hergestellt. Folglich wird jeder neue Impuls von außen mit der inneren Erfahrungswelt abgeglichen. Deine Impulse können dementsprechend bestimmte Gefühle, Emotionen und körperliche Empfindungen auslösen. Dies sind wertvolle Erfahrungen, die jedoch unter Stress mehr Zeit zur Verarbeitung benötigen.

Stress beeinträchtigt das Körpergefühl und die Wahrnehmung des Körpers. Wenn deine Teilnehmer innerlich stark angespannt oder gestresst sind, benötigen sie mehr Zeit, um deine Impulse zur Entspannung aufzunehmen, einzuordnen und körperlich zu erleben. Hinzu kommt, dass eine übermäßige Stressbelastung oder traumatische Erfahrungen überschießende emotionale und physische Reaktionen hervorrufen können. Zu schnell gesprochene Anweisungen können dann zu einer Reizüberflutung führen, die zusätzlichen Stress auslöst. Folglich ist es ratsam, eher langsam zu sprechen und zwischen den Sätzen angemessene Pausen einzulegen. Insbesondere immer dann, wenn du zum Spüren, Fühlen oder Empfinden anregst.

Verständlichkeit: Sprich jedes Wort deutlich aus und vermeide eine unklare Ausdrucksweise. Deine Worte sollten sowohl akustisch als auch inhaltlich verständlich sein. Eine unklare Ausdrucksweise entsteht durch Gemurmel, Akzente oder Dialekte. Ebenso können Phrasen, Redewendungen oder Floskeln zu Missverständnissen führen. Mit unklaren, vagen oder mehrdeutigen Formulierungen kann es sehr schwierig sein, deinen Ansagen zu folgen. Daher entscheide dich für kürzere Sätze. Wähle Schlüsselworte oder Signalworte aus der Autosuggestion und des Autogenen Trainings, die für jeden verständlich und nachvollziehbar sind. Erlerne einen klaren und deutlichen Redestil.

Klang: Vermeide unbedingt die hohe oder gar schrille Stimme aus der Kopfregion. Bevorzuge den eher sonoren Klang, der deinem Brustraum entspringt. Er zeichnet sich durch einen sanfteren und tieferen Ton aus. Seine Wirkung ist beruhigend und entspannend. Du solltest beide stimmlichen Unterschiede üben, um bei Bedarf schnell wechseln zu können. Denn gerade bei Stress, Angst oder Nervosität neigt man eher zu einer Kopfstimme.

Übung: Lege eine Hand auf den oberen Brustraum unterhalb des Halses. Sprich das Mantra OM mehrmals in einer höheren und tieferen Tonlage. Achte auf die unterschiedlichen Klänge und fühle die Vibrationen im Brustraum. Der sonore Klang lässt den Brustraum vibrieren. Die Kopfstimme strapaziert die Muskulatur des Stimmapparates, wenn du sie nicht mit einem professionellen Stimm- oder Gesangsunterricht trainiert hast. Daher fühlst du dich nach längerem Sprechen vielleicht erschöpft, die Stimme ist oft rau und die Kehle schmerzt sogar. Die Bruststimme hingegen hat einen massierenden Effekt und ermöglicht es dir, die gleiche Stimmlage über einen längeren Zeitraum problemlos zu halten. Zudem wirkt sie äußerst beruhigend auf dich und auf deine Teilnehmer.

Hypnotische Stimme: Für deine Fantasiereisen arbeite mit dem beruhigenden Klang einer hypnotischen Stimme. Sie hilft dir, eine authentische Verbindung zu deinen Teilnehmern aufzubauen. Es entsteht eine harmonische Beziehung der Übereinstimmung und Empathie. Dieser sogenannte Rapport bildet die Grundlage, um sich auf der inneren Reise vertrauensvoll zu öffnen und sich führen zu lassen. Denn deine Teilnehmer fühlen sich hierdurch sicher, wohl und verstanden.
Die Ansagen sind klar, deutlich und in fließender Abfolge. Dabei sollte die Tonlage möglichst stabil sein. Dadurch wirkt sie nicht störend oder irritiert durch unnötige Höhen und Tiefen. Im Alltag verwenden wir die unterschiedlichen Tonhöhen, um unsere Stimmung auszudrücken. Als Kursleiter solltest du jedoch neutral sein, indem du kein bestimmtes Gefühl vorgibst. Folglich haben deine Teilnehmer die Möglichkeit, sich frei in ihrer Innenwelt zu bewegen. Das Konzept deiner Fantasiereise bietet ihnen einen Rahmen, innerhalb dessen sie sich entfalten können. Denke an eine Malvorlage, die sich beliebig fantasievoll gestalten lässt.

Kapitel 2
Zielsetzung der Entspannung

Sämtliche Vorgänge in der Natur unterliegen einem steten Wechsel von Aktivität und Ruhe. Dies bedeutet, dass die Energie des Lebens, verkörpert in den Kräften der Natur, entweder expandiert oder sich zusammenzieht. In der chinesischen Philosophie des Daoismus werden diese dualen Prinzipien durch Yin und Yang repräsentiert. Hier bilden Yin und Yang zunächst Polaritäten, gegensätzliche, aber dennoch komplementäre Kräfte, die voneinander abhängig sind. Sie unterliegen einem kontinuierlichen Wandel, indem sie fortlaufend auseinander hervor und ineinander übergehen. Dieses dynamische Wechselspiel repräsentiert die treibende Kraft des Lebens, die sich in den Rhythmen der Natur widerspiegelt. Denke an die fließenden Übergänge in den Jahreszeiten, Tageszeiten und Mondphasen.

Der Mensch als Teil der Natur folgt diesen Prinzipien, sowohl in seiner zirkadianen Rhythmik als auch in seinen Lebensphasen. Im Laufe des Tages wächst die innewohnende Kraft, wir entfalten unser Potenzial und unsere Kreativität. Anschließend zieht sie sich zurück, wir ruhen, reflektieren und regenerieren. Genauso wächst ein Kind heran und entwickelt in der Pubertät seine individuelle Persönlichkeit. Als junger Erwachsener entfaltet man sein Potenzial. Die gereifte, gefestigte Persönlichkeit entwickelt zunehmend innere Ruhe und Stabilität. Sie genießt den gewachsenen Wohlstand und haushaltet sorgsamer mit den eigenen Kräften. Im Alter ziehen sich diese Kräfte langsam nach innen zurück. Es ist nicht mehr notwendig, etwas aufzubauen. Vielmehr geht es darum, das Leben im Hier und Jetzt zu genießen. Im letzten Lebensabschnitt ruht man eher in seiner Mitte und setzt sich intensiver mit den Lebenserfahrungen oder dem Verlassen des Körpers auseinander.

Aktivität und Entspannung sind gleichberechtigte Bestandteile unseres Lebens. Um ein harmonisches inneres Gleichgewicht zu erreichen, sollte man einerseits im betriebsamen Tagesgeschäft genügend kurze Ruhepausen einbinden. Andererseits aber auch genügend Zeit für ein Nickerchen, Erholung oder Entspannung einplanen.

ENTSPANNUNG IN DER HEUTIGEN ZEIT

In unserer leistungsorientierten und schnelllebigen Zeit sind Beruf und Freizeit hauptsächlich von Aktivitäten geprägt. Kurze Augenblicke der Ruhe, Entspannungsangebote, Wellness-Behandlungen oder Erholungsurlaube werden zu Luxusgütern, die man sich gelegentlich gönnt. In der Freizeit beschäftigen wir uns hauptsächlich mit sozialen Medien, Fernsehen oder Lesen. Das Internet bietet uns Informationen, Kommunikation und Unterhaltung. All dies lenkt den Geist zwar ab, bringt ihn aber nie wirklich zur Ruhe. Dies führt zu einer dauerhaften inneren Anspannung, die sich zwangsläufig auf den Körper überträgt. Mittlerweile gelten Krankheiten, die auf chronische muskuläre Verspannungen zurückzuführen sind, als Volkskrankheiten. Und Stresssymptome zählen zu den häufigsten Ursachen krankheitsbedingter Arbeitsausfälle.

> Jeder Mensch sollte seinen Lebensstil regelmäßig überprüfen und eigenverantwortlich Entscheidungen zur Verbesserung seiner Lebensqualität treffen.

Daher spiegelt sich im Zustand der Gesundheit und des Wohlbefindens die innere Haltung wider. Menschen, die sich bewusst für einen gesunden Lebensstil entscheiden, werden sich aktiv mit Aspekten wie ausgewogene Bewegung, Ernährung und Entspannung auseinandersetzen. Deine Teilnehmer haben mit ihrer Kursanmeldung bereits den ersten Schritt getan. Ganz gleich, ob sie Stress abbauen, ihre Leistungsfähigkeit steigern oder ihren Gesundheitszustand verbessern wollen. Die Beweggründe sind nicht von entscheidender Bedeutung, da sie sich über die Regelmäßigkeit automatisch für die Bedürfnisse ihres Körpers und Geistes sensibilisieren. Mit deinen Yogakursen kannst du ihnen wertvolle Impulse für ein Leben im Gleichgewicht anbieten.

ENTSPANNUNGSVERFAHREN

Entspannungsverfahren sind alle Methoden, die durch regelmäßiges Üben körperliche und geistige Spannungen reduzieren und hierdurch das Wohlbefinden und den Gesundheitszustand verbessern. Im Folgenden werden die klinisch erprobten und damit anerkannten Methoden kurz vorgestellt, um insbesondere ihren Wert und Nutzen für den Yogaunterricht hervorzuheben.

☑ Progressive Muskelrelaxation

Die Progressive Muskelrelaxation (PMR) wird auch Progressive Muskelentspannung, Progressive Relaxation (PR) oder Tiefenmuskelentspannung genannt. Der US-amerikanische Arzt Edmund Jacobson (1888-1983) entwickelte dieses Verfahren in den 1930er Jahren. Bei seinen Untersuchungen erkannte er einen Zusammenhang zwischen geistigen Unruhezuständen (geistiger Anspannung) und körperlicher (muskulärer) Anspannung. Im klassischen Verfahren werden nacheinander 16 Muskelgruppen angespannt und in deren Folge tief entspannt. Die hierbei erzeugte körperliche Entspannung hat einen positiven Einfluss auf das gesamte vegetative Nervensystem, wie Herzfrequenz, Atemfrequenz und Blutdruck. Auf geistiger Ebene führt diese Technik zu mehr Ausgeglichenheit, innerer Ruhe und Harmonie.

Yogapraxis: Im Yogaunterricht wird die PMR sowohl in der kurzen Anfangsentspannung als auch in der längeren Endentspannung angewendet. Durch das bewusste Lösen muskulärer Spannungen sollen sich die im Alltag aufgebauten mental-emotionalen Spannungen lösen. Damit lassen sich die inneren Gedankenschleifen unterbrechen, um daran anschließend auch die tieferen Schichten der Psyche zu erreichen. Daher wird die PMR als eine Vorstufe zur Tiefenentspannung angesehen.

☑ Autogenes Training

Das Autogene Training (AT) wurde vom deutschen Psychiater und Psychotherapeuten Prof. Dr. Johannes Heinrich Schultz (1884-1970) in den 1920er Jahren aus dem Bereich der Hypnose entwickelt. Es handelt sich um eine Form der Autosuggestion, bei der durch hypnotische Formelsätze schrittweise innere Spannungszustände gelöst werden können. Das Autogene Training umfasst **drei Stufen**, in denen zunächst mit der körperlichen Ebene, dann mit der geistigen Ebene gearbeitet wird, um schließlich die Pforten des Unterbewusstseins zu öffnen und destruktive Denkmuster zu überschreiben. Schultz' Pionierarbeit basiert auf der Entwicklung einer Selbsthypnose. Damit erlaubt das Autogene Training, sich selbstständig in den tranceartigen Zustand der Tiefenentspannung zu versetzen und hierbei tiefgreifende Veränderungen einzuleiten.

Grundstufe: Tiefe Entspannung von Körper und Geist
Die Grundstufe dient dazu, das vegetative Nervensystem in einen entspannten Zustand zu versetzen. Diese körperliche beruhigende Wirkung wirkt zugleich beruhigend auf den Geist. Bei regelmäßiger Anwendung lassen sich so Stress- und damit Spannungszustände zuverlässig abbauen. Deshalb hat sich allein die Grundstufe bei Schlafstörungen und nahezu allen Symptomen des Stresssyndroms bewährt.
Yogapraxis: Diese Formelsätze werden üblicherweise auch in anderen Entspannungsverfahren zur körperlich-geistigen Entspannung eingesetzt, denn sie helfen insbesondere beim Übergang in die Tiefenentspannung.

Mittelstufe: Verbesserung der Lebensqualität
Im Gegensatz zur Grundstufe, die sich mit der körperlichen Ebene befasst, soll nun in der Mittelstufe die mentale Ebene positiv beeinflusst werden. Hier geht es darum, die tief verborgenen Glaubenssätze, Denkmuster und Sichtweisen zu erkennen. Wenn dann positive Glaubenssätze oder Affirmationen im Zustand tiefer Entspannung wiederholt werden, können sie die negativen Überzeugungen überschreiben. Da unsere Verhaltensweisen meist das Resultat unserer Einstellung und inneren Haltung sind, können

wir auf diese Weise sehr einfach Einfluss auf unsere Lebensqualität nehmen.

Yogapraxis: Hierbei ist es wichtig, mit inspirierenden Botschaften zu arbeiten, die weder manipulativ wirken noch neue Denkkonzepte überstülpen. Es ist vielmehr wichtig, einen Rahmen zu schaffen, in dem die Teilnehmer sich für neue Denkmuster sensibilisieren. Anschließend entwickeln sie selbstständig positive Glaubenssätze, die auf ihre Bedürfnisse und Lebensfragen zugeschnitten sind. Aus dieser Motivation heraus lassen sich tatsächlich nachhaltige Veränderungen herbeiführen.

Oberstufe: Förderung der Persönlichkeitsentwicklung
Während die Mittelstufe sich hauptsächlich mit den alltäglichen Denk- und Verhaltensweisen befasst, beschäftigt sich die Oberstufe mit der zugrundeliegenden Selbstwahrnehmung, aber auch mit den Sinn- und Wertfragen des Lebens. Es handelt sich um die essenziellen Kernfragen oder Schlüsselthemen, mit denen wir uns bewusst oder unbewusst auseinandersetzen. Durch die Oberstufe wird nicht nur die Persönlichkeitsentwicklung gefördert, sondern insbesondere die spirituelle Entwicklung.
Yogapraxis: Die einfachen, autosuggestiven Formelsätze sind sehr gut für Fantasiereisen, aber auch für das Üben der Asanas geeignet.

☑ Autosuggestion

Autosuggestion bedeutet „Selbstbeeinflussung". Dieses Verfahren stammt ursprünglich aus der Psychotherapie und umfasst die Arbeit mit dem Unterbewusstsein. Im Zustand der Selbsthypnose und insbesondere durch regelmäßig wiederholte Selbst-Affirmation können negative Denkmuster und Überzeugungen durch positive Glaubenssätze ersetzt werden.
Yogapraxis: Diese Technik ist umso erfolgreicher, je tiefer man den Zustand der Entspannung erreicht. Daher ist die Autosuggestion im Hatha-Yoga ein wesentlicher Bestandteil, sowohl in der Anfangsentspannung als auch in der Tiefenentspannung am Ende der Yogastunde. Die autosuggestiven Formelsätze finden sich aber auch in vielen positiven Affirmationen oder Glaubenssätzen

wieder. Du könntest sie bereits während der Rückkehr aus der Anfangsentspannung einfließen lassen und sie als Thema für deine Yogastunde verwenden, um die Wirkung der Asanas oder Atemübungen zu vertiefen.

☑ Fantasiereisen

Die Arbeit mit inneren Bildern stammt aus der Psychotherapie und wird Imaginationsverfahren genannt. Hierbei wird bewusst mit der Vorstellungskraft des Geistes gearbeitet, um tief verborgene Erlebnisse aufzuarbeiten, Ängste, Probleme oder Blockaden zu lösen oder um das innere Potenzial zu entfalten. Im Kapitel 4 wird die Arbeit mit inneren Bildern im Kontext der Fantasiereisen ausführlicher erläutert. Professionelle Fantasiereisen werden durch autosuggestive Formelsätze zu einem machtvollen Verfahren, das maßgeblich das Wohlbefinden und die Lebensqualität beeinflussen kann.

Yogapraxis: Für nachhaltige Veränderungen ist auch hier der Zustand der Tiefenentspannung wichtig. Daher solltest du die in diesem Buch vorgegebene Reihenfolge der Tiefenentspannung einhalten, um das volle Potenzial der Fantasiereisen auszuschöpfen.

☑ Tiefenentspannung

Körper und Geist befinden sich entweder in einem Zustand der Aktivität oder der Entspannung. Aber es ist unser Geist, genauer gesagt unsere Gehirnwellen, die bestimmen, in welchem Zustand wir uns befinden. Das vegetative Nervensystem ist lediglich die Schnittstelle für die körperliche Reaktion, um die notwendigen hormonellen und physiologischen Prozesse einzuleiten. Während der Sympathikus das Organsystem in Zeiten erhöhter Aktivität steuert, ist der Parasympathikus für die notwendigen Ruhe- und Regenerationsphasen verantwortlich.

Die Zustände von Aktivität und Entspannung können unterschiedlich stark ausgeprägt sein und gehen fließend ineinander über. Die Art der Gehirnwelle drückt den Zustand aus, und der Bereich innerhalb ihrer Frequenz beeinflusst die Intensität.

Durch den Übergang zwischen den Gehirnwellen ergeben sich die fließenden Übergänge hinsichtlich unserer Aktivität und Entspannung. Zum Beispiel repräsentieren die Beta-Wellen den täglichen Aktivitätsmodus. Trotzdem können wir innerhalb dieses Frequenzbereichs bereits eine leichte Entspannung erfahren, wenn es uns gelingt, deren Schwingungsfrequenz etwas herabzusetzen. Beispielsweise, wenn wir unsere Aufmerksamkeit auf den Körper oder Geist richten. Die passive Beobachterrolle ermöglicht es, die Aktivität des Geistes zu beruhigen, da sie unmittelbar die Geschwindigkeit der Beta-Wellen beeinflusst. Den Zustand der Tiefenentspannung erreichen wir jedoch erst mit den Alpha-Wellen, wenn die Kommunikation mit der Außenwelt und in der Innenwelt zum Stillstand kommt. Einen umfassenden Überblick über die Funktionsweise der Gehirnwellen erhältst du im Abschnitt „Wirkungen der Entspannung auf die Gehirnwellen".

Yogapraxis: Die Wirksamkeit fernöstlicher Heil- und Bewegungsmethoden beruht auf jahrtausendealtem Wissen und Erfahrung sowie einer ganzheitlichen Sicht auf das Körper-Geist-Energiegefüge des Menschen. Es ist wichtig zu verstehen, dass es nicht nur die eine Bewegungs-, Atem-, Konzentrations- oder Meditationsübung gibt, die auf wundersame Weise einen tiefen Entspannungszustand herbeizaubert. Vielmehr sind es die tiefe Einsicht über die Notwendigkeit und die bewusste Entscheidung. Diese setzen die erforderliche Motivation und Willenskraft frei, um über einen langen Zeitraum des regelmäßigen Übens schrittweise die Kontrolle über die geistige Aktivität zu erlangen.

Ablauf der Tiefenentspannung

Es ist problemlos möglich, den Zustand der Tiefenentspannung zu erreichen, sofern die folgende Reihenfolge beachtet wird:

1. Lösen der körperlichen Spannung (PMR)
2. Lösen der geistigen Spannung (Body-Scan, Schnellentspannung)
3. Unterbrechung der Gedankenschleifen (AT, Autosuggestion)
4. Impulse für die Denk- und Verhaltensweisen (AT, Fantasiereise)
5. Inspirierende Impulse (Positive Glaubenssätze, Affirmationen)

☑ Yoga

Die ganzheitliche Wirkung des Yoga beruht auf einem ausgewogenen Zustand von Körper, Geist und Energiehaushalt. Im Abschnitt „Wirkung der Entspannung auf die Gehirn-wellen" werden diese Zusammenhänge ausführlich erläutert. Im Yoga wird der Geist schrittweise durch Entspannungsübungen, Atemübungen, Konzentrationsübungen und Meditationsübungen zunächst in einen entspannten Zustand, dann in einen konzentrierten Zustand, hin zu einem meditativen Zustand überführt. Schließlich löst sich der Geist im überbewussten Zustand auf. Seit Jahrzehnten werden die Yogatechniken klinisch untersucht und sind in der heutigen Zeit zu einem unverzichtbaren Bestandteil des Gesundheitswesens geworden.

☑ QiGong

QiGong bedeutet „Arbeit mit dem Qi". Dies geschieht durch bestimmte Körperhaltungen oder Atembewegungen in tiefer Konzentration. Die Übungen werden sanft, langsam und gleichmäßig ausgeführt. Die Wiederholung einzelner Figuren, aber auch deren Wechsel, erfolgen fortlaufend und fließend. Der ununterbrochene Fluss fördert die Ruhe und Entspannung von Körper und Geist. Der Atem fließt ruhig und das Herz schlägt sanft. Die Abfolge der Figuren folgt einem rhythmischen Wechsel von Anspannung und Entspannung, aber auch von Bewegung und Ruhe. Werden diese Prinzipien berücksichtigt, fördert QiGong einen harmonischen Fluss der Lebensenergie (Qi). Dies entspricht dem steten Wandel von Yin und Yang. Auf diese Weise bringt QiGong das innewohnende Yin und Yang, und damit Körper und Geist, in ihr natürliches Gleichgewicht. Dadurch erhöht sich bei regelmäßiger Praxis die körperliche und geistige Leistungsfähigkeit sowie die Widerstandskraft.

☑ TaiChi

TaiChi (vollständig: Tai Chi Chuan) ist eine alte chinesische Bewegungs- und Heilkunst, die auf harmonische Weise Körper, Geist und Seele verbindet. Sie basiert auf den Prinzipien des QiGong und damit der Traditionellen Chinesischen Medizin. TaiChi reguliert die Atmung, stärkt das Herz, den Kreislauf und das Nervensystem. Ebenso fördert es das Wohlbefinden, die Entspannung und die tiefe Konzentration. Durch die Zehn Prinzipien des TaiChi Großmeisters Yang Chengfu ergeben sich vielschichtige Zusammenhänge zur fernöstlichen Philosophie, Meditation und Kampfkunst. Zudem übt man dabei auch philosophische Aspekte wie „Leere", „richtiges Handeln", „Kampfgeist" und „reines Bewusstsein". Die tiefe Entspannung „Sung" sollte gemeistert werden. Sie gilt als Voraussetzung für die innewohnende Lebenskraft und Lebensenergie.

ENTSPANNUNG IN DER YOGASTUNDE

In der Yogaphilosophie bedeutet Entspannung, sich mental und emotional von den alltäglichen Aktivitäten zu lösen. Dadurch wird die Aufmerksamkeit bewusst nach innen gerichtet. Körper und Geist dürfen zur Ruhe kommen, wodurch die angestauten inneren Spannungen in kürzester Zeit gelöst werden können. Bereits wenige Minuten genügen, um typische Stresssymptome wie Hektik, Nervosität, innere Unruhe oder Anspannung zu lindern. Die hier vorgestellten Entspannungssequenzen werden deine Teilnehmer binnen weniger Minuten in einen Zustand tiefer und wohliger Entspannung versetzen.

☑ Anfangsentspannung

Die Anfangsentspannung dient dem Ankommen und Loslassen. Es ist eine Einladung, zunächst einmal innerlich im Raum und im Kurs anzukommen. Darum ist es so wichtig, dass sich deine Teilnehmer nicht nur willkommen fühlen, sondern auch wohlfühlen. Dadurch können sie sich auf dich und das Konzept deiner Yogastunde besser einlassen.

Sobald deine Teilnehmer ihren Platz eingenommen haben, führst du sie in eine entspannte Liegeposition. Die Rückenentspannungslage, Shavasana, ist ideal, um körperliche Spannungen zu lösen und gleichzeitig wach und konzentriert zu bleiben. Bei starken Rückenschmerzen sollte sie mittels Decken und Kissen an die Beschwerden angepasst werden. Für Teilnehmerinnen in einer fortgeschrittenen Schwangerschaft ist hingegen Parshva Shavasana, die seitliche Entspannungslage, wesentlich komfortabler und gesünder (siehe Abschnitt „Vorbereitung auf die Entspannungseinheit").

Zu Beginn der Yogastunde sind die Teilnehmer häufig fahrig, aufgewühlt oder gereizt. Die offene Haltung der Rückenentspannungslage erlaubt es, mental wirklich loszulassen. Dadurch können sie den Alltagsstress hinter sich lassen, indem sie sich von Gedanken, Sorgen oder Grübeleien befreien. So kann sich der Geist auf neue Impulse einstellen und einlassen.

Da innere Spannungen die größten Hindernisse darstellen, ist es ratsam, mittels Progressiver Muskelrelaxation zunächst die körperlichen Spannungen zu lösen. Danach fällt es wesentlich leichter, sich durch Autosuggestion geistig zu entspannen. Anschließend hast du die Möglichkeit, durch einen positiven Glaubenssatz oder eine Affirmation einen inspirierenden Impuls zu vermitteln. Er lässt sich wesentlich einfacher in das Bewusstsein verankern, wenn man sich entspannt und aufnahmebereit fühlt.

> Wähle eine Botschaft, die zum Thema deiner Yogastunde passt. Diese Botschaft kann auch als Leitmotiv dienen und im Stundenverlauf mit weiteren Informationen zur gesunden Lebenseinstellung oder Lebensführung verknüpft werden.

Ablauf der Anfangsentspannung

In Kapitel 3 findest du ausführliche Anleitungen zu den folgenden Entspannungsübungen. Es ist empfehlenswert, diese Reihenfolge beizubehalten:

1. Einnehmen der Rückenentspannungslage
2. Kurze Progressive Muskelrelaxation
3. Kurze Klangreise
4. Schnellentspannung (Alternative: Body-Scan)
5. Rückkehr in den Augenblick

☑ Zwischenentspannung

Während deiner Yogastunde achte darauf, dass nach einer anstrengenden Übung stets ein tiefer Impuls der Entspannung folgt. Die folgenden Entspannungshaltungen eignen sich besonders gut als wohltuender Ausgleich für die erschöpften Muskeln:

- Rückenentspannungslage (Shavasana)
- Bauchentspannungslage (Adhvasana),
- Stellung des Kindes (Balasana)
- Froschhaltung (Mandukasana)

Diese Entspannungshaltungen erlauben, den eher fordernden Haltungen bewusst nachzuspüren und von der körperlichen Anstrengung wirklich loszulassen. So können muskuläre Spannungen rasch gelöst, aber auch neue Kraft geschöpft werden. Dieses Prinzip gilt ebenso für die geistige Anstrengung, denn eine länger anhaltende kognitive und emotionale Belastung führt zu den typischen Stresserkrankungen.

Stresssymptome:
- chronische Müdigkeit
- chronische Erschöpfung
- ständige Nervosität, Unruhe oder Reizbarkeit
- schmerzhafte muskuläre Verspannungen
- chronische Schlafstörungen
- wiederkehrende Kopfschmerzen
- wiederkehrende Verdauungsbeschwerden

Aus diesem Grund solltest du deine Teilnehmer daran erinnern, in ihrem täglichen Leben auf regelmäßige körperliche und geistige Ruhepausen zu achten. Dies gilt sowohl für den beruflichen als auch für den privaten Bereich. Dadurch können chronische Erschöpfungszustände oder chronische Erkrankungen vermieden werden. Die Widerstandskraft sowie die Leistungsfähigkeit steigen und die Energiereserven können aufgeladen werden.

> Es ist die ausgewogene Balance zwischen Anspannung und Entspannung, die den Stress besser bewältigen lässt.

Hierfür ist es ratsam, deine Teilnehmer für die ersten Anzeichen der Erschöpfung zu sensibilisieren, denn häufig fällt es schwer, sich von den Aufgaben zu lösen und sich Momente der Ruhe zu gönnen. Ein Yogakurs ermöglicht nicht nur, die Bedürfnisse von Körper und Geist besser zu verstehen, sondern auch deren Grenzen besser wahrzunehmen. Durch die Kenntnis der typischen Warnsignale kann hierdurch die notwendige Balance im Alltag leichter gefunden werden.

☑ Endentspannung (Tiefenentspannung)

Während die Anfangsentspannung hilft, sich vom Alltag für eine bestimmte Zeit abzuwenden, ermöglicht die Endentspannung eine sanfte Rückkehr. Deine Teilnehmer können sich nach der Yogastunde wesentlich ruhiger, klarer und konzentrierter ihren täglichen Verpflichtungen widmen. Die tiefe Entspannung am Ende einer Yogastunde ist notwendig, weil auch die Yogastunde selbst ein aktives Übungsprogramm darstellt. Gelingt es deinen Teilnehmern bislang nicht, während der Übungen bewusst loszulassen, würden sie deinen Kurs ohne Tiefenentspannung womöglich mit zusätzlichen Spannungen verlassen.

Ein weiterer wichtiger Aspekt entstammt der Trainingslehre:
Der tiefe Entspannungszustand fördert eine schnellere körperliche Regeneration, was dazu beiträgt, dem Muskelkater vorzubeugen und den Muskelzuwachs anzuregen. Für das persönliche Stressmanagement im Alltag ist es zudem wichtig, auch die psychische Widerstandskraft zu trainieren. Yoga bietet hier die einzigartige Möglichkeit, durch mehr Achtsamkeit und innere Ruhe ganz bei sich anzukommen. Die abschließende Entspannung ist dabei eine wertvolle Ergänzung, da sie schrittweise in einen sehr tiefen Entspannungszustand führt. Hierfür ist es wichtig, die empfohlene Reihenfolge einzuhalten.

Ablauf der Endentspannung
In Kapitel 3 findest du detaillierte Übungsanleitungen zu den folgenden Entspannungsübungen. Kapitel 4 bietet dir eine große Auswahl an Fantasiereisen.

1. Einnehmen der Rückenentspannungslage
2. Lange Progressive Muskelrelaxation
3. Kurze Klangreise
4. Autosuggestionsübung (Alternative: Body-Scan)
5. Fantasiereise
6. Rückkehr in den Augenblick

WIRKUNG AUF KÖRPER, GEIST UND ENERGIESYSTEM

Das Spektrum an Entspannungsübungen ist vielseitig und vielschichtig. Es hängt davon ab, welche Ebene entspannt oder welche Tiefe der Entspannung angestrebt werden soll. Während deiner Yogastunde kannst du die körperliche, geistige oder energetische Ebene ansprechen, um beispielsweise muskuläre Spannungen zu lösen, die Gedankenströme zur Ruhe zu bringen oder den Energiefluss zu harmonisieren.

> Für deine tägliche Yogapraxis ist es äußerst hilfreich, einen guten Überblick über den Sinn und den Nutzen der Entspannungsübungen zu haben. Dann kannst du die Übungen passend zum Stundenkonzept auswählen.

☑ Wirkung auf der körperlichen Ebene
- Entspannung der Muskulatur
- Unterstützung des Muskelaufbaus
- Unterstützung des Kraftzuwachses
- Vorbeugung eines Muskelkaters
- Verkürzung der Regenerationszeit
- Loslassen körperlicher Spannungsmuster
- Linderung nervöser Unruhezustände
- Verbesserung der Schlafqualität
- Steigerung der Leistungsfähigkeit
- Steigerung der Belastbarkeit
- Vorbeugung von Stresszuständen
- Förderung der Stressresistenz
- Freisetzung von Glückshormonen
- Linderung von Verdauungsproblemen
- Förderung der Körperwahrnehmung

☑ Wirkung auf der geistigen Ebene
- Wohlgefühl durch Alpha-Gehirnwellen
- Beruhigung der Gedankenströme
- Förderung der Resilienz
- Vorbeugung tiefer Erschöpfungszustände
- Zunahme von innerer Stärke und Stabilität
- Zunahme von innerer Ruhe
- Zunahme von innerer Ausgeglichenheit
- Erhöhung der geistigen Belastbarkeit
- Förderung von Akzeptanz und Loslassen

☑ Wirkung auf der energetischen Ebene
- Öffnung der Energiekanäle
- Harmonisierung des Energieflusses
- Aufladung der Energiereserven
- schnellere körperliche Regeneration
- schnellere geistige Regeneration

WIRKUNG AUF DIE GEHIRNWELLEN

Unser Gehirn ist ständig damit beschäftigt, Eindrücke und Informationen auszuwerten, zu verarbeiten und abzuspeichern, auch wenn wir sehr entspannt sind oder sogar schlafen. Diese neuronalen Aktivitäten können durch Elektroenzephalografie (EEG) in Form von Gehirnwellen gemessen werden. Die Neuronen im Gehirn kommunizieren in Form von elektrischen Impulsen, und diese lassen sich wellenförmig darstellen. Eine Welle bewegt sich über der Nulllinie einmal nach oben und nach unten. Die Höhe dieser Ausschläge wird als Amplitude und die Wellenlänge als Frequenz in Hertz (Hz) angegeben. Die mentalen Zustände und der Grad der geistigen Aktivität lassen sich in fünf Gehirnwellen einteilen. Ein aktives Gehirn äußert sich in schnellen Gehirnwellen, ruhige Gedankenströme dagegen in langsameren Gehirnwellen. Yoga und Entspannungsübungen haben direkten Einfluss auf die Gehirnwellen und damit auf den gesamten Körper, da das Gehirn als übergeordnete Steuerzentrale sämtliche körperlichen Prozesse überwacht. Wenn wir die Gedankenströme beruhigen, aktivieren wir den Parasympathikus in unserem vegetativen Nervensystem. Dieser beruhigt nicht nur die Atmung, den Blutdruck und den Herzschlag, sondern fördert auch eine harmonische Verdauung sowie die essenziellen Regenerations- und Heilungsprozesse.

Yogapraxis: Wenn du in deinen Yogastunden Patanjali's Konzept des Ashtanga-Yoga folgst, ist die Kontrolle des Geistes von zentraler Bedeutung. Patanjali beschreibt in seinen Yoga-Sūtras die Wirkung und damit das Ziel des Yoga folgendermaßen:

> Yogaḥ Citta Vṛtti Nirodhaḥ – Yoga ist das zur Ruhe bringen der Bewegungen des Geistes.
> (Yoga Sūtras 1.2, Patanjali)

Mit seinem achtgliedrigen Yogapfad hinterließ er der Nachwelt eine einzigartige Methode zur schrittweisen Kontrolle des Geistes. Mit dem Wissen über die Funktionsweise der Gehirnwellen lässt sich belegen, dass Yogatechniken nachweislich die Frequenzen der Gehirnwellen beeinflussen.

Im Folgenden werden die verschiedenen Gehirnwellen mit dem entsprechenden Yoga-Ansatz sowie deren Wirkungen auf Körper, Geist und Energiesystem kurz erläutert.

☑ Gamma-Wellen (30–100 Hz)

Diese extrem schnellen Gehirnwellen sind Ausdruck einer besonders ausgeprägten geistigen Aktivität. Im Alltag können sie in Situationen hoher Erregung auftreten, wie bei Ängsten oder Panikanfällen. Sie beschreiben aber auch einen Zustand der stärksten geistigen Aktivität, in dem das Gehirn kognitiv auf Hochtouren arbeitet. Denke an Prüfungssituationen, Problembewältigung oder Momente, in denen du dich hoch konzentriert mit Dingen auseinandersetzt. Dein Geist ist dann sehr wach und klar und neigt zu Hyperaktivität.

Yogapraxis: Dieser geistige Zustand wird oftmals mit dem Zustand der Konzentration oder sogar der Meditation in Verbindung gebracht. Das ist jedoch irreführend, denn im Yoga soll lediglich die Aufmerksamkeit auf ein Objekt gerichtet werden, ohne sich aktiv mit ihm auseinanderzusetzen, bis der Geist im Zustand der Meditation sogar mit dem Objekt verschmilzt. Konzentrations- oder Meditationsobjekte dienen nur zur Unterstützung, um die zerstreuten Gedankenströme zu bündeln und zu beruhigen. Es ist wichtig zu verstehen, dass die Meditation keinen aktiven Prozess darstellt. Vielmehr ist sie das Resultat der Versenkung, also eher ein Trance- oder Flow-Zustand, den man in tiefer Kontemplation erfahren kann.

☑ Beta-Wellen (14–30 Hz)

Dieser Frequenzbereich entspricht den normalen geistigen Aktivitäten, bei denen sich die Verarbeitung von Informationen über die Reiz-Reaktions-Kette abspielt. Reize werden über die Sinnesorgane aufgenommen, an das Gehirn weitergeleitet, dort verarbeitet und lösen dann eine bestimmte Reaktion aus. Die alltägliche Kommunikation und Interaktion mit der Umwelt finden in diesem Frequenzbereich statt, von harmonischer Konversation bis zu emotionalen Konflikten wie unter Stress oder Streit.

Yogapraxis: Innerhalb des Ashtanga-Yoga wird mit den ersten beiden Stufen, **Yamas** und **Nyamas**, zunächst ein tugendhafter und ausgeglichener Lebensstil gelehrt. Das bedeutet, dass die Amplituden und Geschwindigkeiten der Gehirnwellen nicht so häufig in extremen Bereichen liegen. Starke emotionale Reaktionen können Stressreaktionen in unserem Körper auslösen, und dieser schädliche Einfluss soll möglichst minimiert werden. Die **Asanas** stellen die dritte Stufe dar. Sie lehrt, eine Haltung einzunehmen, die es erlaubt, einen fokussierten, konzentrierten und klaren Geist über einen längeren Zeitraum hinweg zu bewahren. In der vierten Stufe, dem **Pranayama**, ist es möglich, durch Atemkontrolle die Gehirnwellen zu beeinflussen. Durch die bewusste Konzentration auf den Atem und die Atembewegungen verlangsamen sich die Gehirnwellen. Das liegt darin begründet, dass das Gehirn sich nur auf einen Aspekt konzentrieren kann – Gedanke oder Atmung. Entscheiden wir uns für die Atmung, wenn auch nur für kurze Momente, so kann der Fluss der aufwühlenden Gedanken augenblicklich unterbrochen werden.

☑ Alpha-Wellen (8–14 Hz)

Mit diesem Frequenzbereich verlassen wir den alltäglichen Aktivitätsmodus und treten in den Zustand der Entspannung ein. Die Geschwindigkeit dieser Gehirnwellen ist deutlich geringer. Der physische Körper ist mit all seinen neuralen und physiologischen Prozessen völlig entspannt. Das Gehirn ist jedoch weiterhin wach, klar und aufnahmebereit, obwohl es sich in einer Art Stand-by-Modus befindet. Körper und Geist müssen sich nicht mit äußeren Reizen und Sinneseindrücken auseinandersetzen. Das begünstigt die folgenden vier Aspekte:

- Erstens erlangen wir Zugang zum Unterbewusstsein und zum Gedächtnisspeicher. So können wir uns mit tief verborgenen Erlebnissen oder Informationen auseinandersetzen, die uns im Alltag meist nur unbewusst in Form von Denk- und Verhaltensgewohnheiten beeinflussen. In diesem Frequenzbereich sind Techniken wie die oberflächliche Hypnose, das Neuro-Linguistische Programmieren (NLP) oder die Tiefenpsychologie äußerst erfolgreich. Sie helfen, Blockaden, Ängste oder sogar traumatische Erlebnisse zu erkennen und aufzulösen. Ebenso werden in diesem Frequenzbereich Heilungsprozesse auf der zellulären Ebene begünstigt.

- Zweitens unterstützt der freie Zugang zum Unterbewusstsein die Entfaltung der schöpferischen Kreativität, des künstlerischen Potenzials und sogar die kreative Intelligenz. Denke an ein gravierendes Problem, für das du eine konkrete Lösung benötigst oder an eine Abschlussarbeit, die du bewältigen musst. Im Gamma-Zustand wirst du eher fieberhaft an der Strategie zur Problemlösung arbeiten oder am Computer akribisch eine leere Seite mit Worten füllen. Im Alpha-Zustand entspannst du dich und lässt dabei automatisch vom Problem oder dem Prüfungsstress vollkommen los. Denk daran, wie oft wir kurz entspannt innehalten, um uns beispielsweise an den Ort zu erinnern, an dem wir den Autoschlüssel abgelegt haben. Plötzlich blitzen Ideen und Informationen unerwartet auf.

Der nun offenere Zugang zum Gedächtnisspeicher hilft dir dabei, deine innere Bibliothek effektiv zu nutzen. Ferner ist dein innerer Arbeitsspeicher nicht durch andere verarbeitende Prozesse blockiert. Dadurch kann sich dein Gehirn uneingeschränkt auf die aktuelle Frage konzentrieren und durch die höhere Kapazität zu kreativen Ideen gelangen oder innovative Lösungsstrategien entwickeln. Auf diese Weise fördern wir sogar die Gedächtnisleistung und die kognitiven Fähigkeiten.

- Drittens verbessern sich im entspannten Zustand die Lernprozesse und die Lernleistung enorm. Wenn du dir vor dem Schlafengehen oder einem Nickerchen neues Wissen aneignest, wirst du mehr Informationen aufnehmen und verarbeiten können als in Hektik oder im Trubel des Alltags. Diese Informationen werden während des Alpha-Zustands des Schlafes hervorragend verarbeitet und im Langzeitgedächtnis gespeichert.

- Viertens, auch im Hinblick auf unsere Lebensqualität, lohnt es sich öfter bewusst im Alpha-Zustand zu verweilen. Destruktive Denk- oder Verhaltensmuster können in diesem Zustand viel einfacher erkannt, verstanden und durch gesündere ersetzt werden. Im Beta-Zustand reagieren wir – im Alpha-Zustand kreieren wir!

Yogapraxis: Geistige Entspannung erreichen wir immer dann, wenn wir die Augen schließen und hierdurch dem Gehirn eine Art Kurzurlaub gönnen, weil es sich dann weniger mit der Umwelt auseinandersetzen muss. Yoga hingegen zielt darauf ab, die Gedankenströme bewusst zu bündeln. Der Zustand **Pratyahara** bezeichnet das Sammeln der Gedanken. Das ist notwendig, denn im kommunikativen Beta-Zustand sind die Gedankenströme meist sehr unruhig und zerstreut. Da der Geist nicht in der Lage ist, sich auf mehrere Dinge gleichzeitig zu konzentrieren, springt er ständig zwischen den Gedanken hin und her. Wir fühlen uns dann nicht nur emotional aufgewühlt, sondern mental sehr schnell erschöpft. Um in die tiefe Entspannung zu gelangen, müssen Körper und Geist zuvor von Spannungen befreit werden.

Das liegt darin begründet, dass Körper und Geist untrennbar miteinander verbunden sind. Hierbei führen geistige Spannungen zu muskulären Spannungen, insbesondere in Kiefer, Schulter und Nacken. Andersherum bedeutet es aber auch, dass sich der Geist schneller entspannt, wenn muskuläre Spannungen gelöst werden. Aus diesem Grund werden im Ashtanga-Yoga die **Asanas** vorangestellt, denn sie lösen rasch körperliche Spannungen und zentrieren den Geist.

In unserer modernen Zeit arbeiten wir aber auch zuverlässig mit Entspannungsverfahren wie der Progressiven Muskelrelaxation. Hier folgt auf eine kurze intensive muskuläre Anspannung automatisch eine tiefe Entspannung. Aber auch Autosuggestionsübungen wie der Body-Scan oder die Schnellentspannung sowie Fantasiereisen haben sich in der Praxis bewährt, indem wir zum Beobachter von Körper und Geist werden. Wir lösen uns von inneren und äußeren Konflikten, die Spannungen in uns hervorrufen. Außerdem können in diesem Prozess des Loslassens die Gedanken endlich zur Ruhe kommen. Wir nutzen die nun frei gewordene Gedankenkraft, um uns bewusst für das Loslassen auf allen Ebenen zu entscheiden.

☑ Theta-Wellen (4–8 Hz)

Diese Gehirnwellen stellen den Übergang von tiefer Entspannung in den Schlaf dar. In der ersten Phase des Schlafes, unmittelbar nach dem entspannten Einschlummern, dominieren noch die Alpha-Wellen, die anschließend durch die Theta-Wellen abgelöst werden. Der Körper ist nun sehr entspannt, während das Gehirn aktiv ist. Während des Schlafes ist das Gehirn damit beschäftigt, die Erlebnisse des Tages in Form von Träumen zu verarbeiten. Eine Ausnahme bildet die traumlose Tiefschlafphase, in der die Delta-Wellen dominieren. Mit zunehmender Erfahrung kann der Übergang von wohliger Schläfrigkeit zum automatischen Einschlafen unterbunden und damit ein Zustand sehr hoher Konzentration erreicht werden.

Im Wachzustand lässt sich der Frequenzbereich der Theta-Wellen durch Konzentrationsübungen erreichen. Es erfordert jedoch viel Erfahrung, diesen Zustand bewusst aufrechtzuerhalten. Gelegentlich können wir von den sogenannten Flow-Erlebnissen überrascht werden. Besonders, wenn unser Gehirn im „Autopilot" Modus ein Fahrzeug auf eintönigen Strecken steuert, ohne dass wir uns dessen bewusst sind. Aber auch dann, wenn wir im Mal-, Sing- oder Schreibprozess versinken und die Welt um uns herum vollkommen vergessen.

Im tranceartigen Theta-Zustand verlieren wir das Gefühl von Zeit und Raum, während wir etwas tun, was uns innerlich erhebt. Dann zeigt sich die Schönheit unserer Seele, weil sich das Innere frei nach Außen entfalten darf. Anschließend erwachen wir und sind überrascht, was wir Unvorstellbares geschaffen haben. Die Qualität der Konzentration ist abhängig von den unterschiedlichen Wellenbereichen. Während sie im Gamma- und Beta-Zustand eher forciert werden muss, erreichen wir im Theta-Zustand eine mühelose Konzentration. Dadurch erhalten wir zugleich Zugang zu unserer sogenannten höheren Intelligenz.

> In der ayurvedischen Psychologie wird die höhere Intelligenz **Buddhi** genannt und gilt als das Zentrum von Intuition und Weisheit. Mit ihr treffen wir unsere Entscheidungen urteilsfrei, wertfrei und angstfrei. Dann sind sie weder vorschnell noch impulsiv, sondern vielmehr wohldurchdacht, lösungsorientiert und nachhaltig.

Yogapraxis: Die sechste Stufe des Ashtanga-Yoga wird durch **Dharana**, dem Zustand der tatsächlichen Konzentration, gebildet. Während in **Pratyahara** die zerstreuten Gedanken noch aktiv gesammelt und fokussiert werden müssen, können wir uns in **Dharana** zunehmend mühelos auf ein äußeres oder inneres Objekt konzentrieren. Wir werden zum achtsamen Beobachter, der alle Aspekte lediglich zur Kenntnis nimmt, ohne sich mit ihnen zu identifizieren. Dringen wir tiefer in den Theta-Zustand ein, so fokussieren wir uns dabei immer weniger auf unsere körperliche und mental-emotionale Ebene. Wir verbinden uns mit unserer Aura, dem energetischen Feld, das unseren Körper umhüllt und durchdringt. Jetzt können wir nicht nur unser eigenes Energiefeld wahrnehmen, sondern auch das der anderen Menschen. Im anschließenden Zustand **Dhyana** öffnet sich der Geist für die feinstoffliche Ebene. Einerseits entwickeln wir ein feinstoffliches Wahrnehmungsvermögen, das unsere sinnliche Wahrnehmung erweitert. Wir werden feinfühliger für Phänomene wie Hellsehen, Hellhören, Hellschmecken oder Hellriechen. Andererseits können wir aber auch außersinnliche Phänomene, wie Hellwissen, Vorahnungen, Gedankenübertragung, Psychokinese oder Astralreisen erleben.

☑ Delta-Wellen (0,1–4 Hz)

Diese extrem langsamen Gehirnwellen treten normalerweise im Tiefschlaf auf. In den sogenannten Non-REM-Schlafphasen zeigt das Gehirn keinerlei aktive Verarbeitungsprozesse mehr und repräsentiert daher die Phase des traumlosen Schlafes. Die zuvor verarbeiteten Informationen und Erlebnisse werden nun in das Langzeitgedächtnis eingespeichert. Tiefschlafphasen helfen dem Körper, sich zu erholen, zu regenerieren und zu heilen. Folglich ist eine gute Einschlaf- und Durchschlafqualität von entscheidender Bedeutung für unsere Gesundheit und Widerstandskraft.

Im Wachzustand ist es uns nicht möglich, einen Delta-Zustand bewusst herbeizuführen. Jedoch können erfahrene Therapeuten uns durch tiefe Hypnose oder Trance in diesen Zustand versetzen. Der Patient ist sich dann nicht bewusst, was er sagt oder wie er sich verhält, und kann sich nach der Sitzung nicht daran erinnern. Trotzdem erhalten wir auf dieser Ebene Zugang zu tief verankerten, unbewussten Glaubenssätzen und können verdrängte traumatische Erlebnisse aufspüren. Daher kann dieser Zustand eine wertvolle Bereicherung für den Heilungsprozess psychischer oder psychosomatischer Erkrankungen darstellen.

Yogapraxis: Wenn wir in **Dhyana**, der tiefen Meditation, den Strom der Gedanken vollständig zum Stillstand bringen, können wir in die achte Stufe des Ashtanga-Yoga eintreten – in den Zustand des **Samadhi**. Im **Samadhi** gibt es sieben Stufen, die den schrittweisen Übergang vom Ichbewusstsein zum kosmischen Bewusstsein darstellen. Während in der ersten Stufe noch eine Unterscheidung zwischen Beobachter, Objekt und dem Prozess des Beobachtens möglich ist, verschmilzt in der letzten Stufe der unbeteiligte Beobachter vollständig mit dem Meditationsobjekt – bis sich sogar das Meditationsobjekt auflöst. Losgelöst von der Materie und den linearen Konzepten von Zeit und Raum schwingt nur noch das höhere Selbst in Einklang mit dem kosmischen Bewusstsein. Ein solcher Zustand lässt sich nicht willentlich herbeiführen, sondern ist vielmehr das Ergebnis eines kontinuierlichen Prozesses des Loslassens vom Ichbewusstsein und der damit verbundenen Weltbilder.

Patanjali beschreibt diesen Zustand jenseits von Wachen, Träumen oder Tiefschlaf. Interessanterweise sind sowohl die traumlosen Non-Rem Tiefschlafphasen als auch der Samadhi-Zustand von Delta-Wellen geprägt. Allerdings besteht ein großer Unterschied zwischen dem tiefen Schlaf und dem überbewussten Zustand. Während der Schlaf einen inaktiven Zustand des Bewusstseins darstellt, ist die Aufmerksamkeit im **Samadhi** rein und klar. Die Schönheit des Selbst kann nicht im Schlaf erlebt werden, da das Bewusstsein schläft. Im **Samadhi** hingegen expandiert das Bewusstsein, weil es nicht mehr von den alltäglichen Sinneseindrücken blockiert wird.

Trotz der geringen Möglichkeit, diesen Zustand im Alltag zu erreichen, ist es uns möglich, auf dem Pfad des Ashtanga-Yoga immer wieder mit unserem wahren Selbst in Kontakt zu treten. Dies sind wunderbare Augenblicke der inneren Harmonie und des Friedens. Sie lassen uns unsere erhabene Natur im Zustand des **Sat Chit Ananda** erahnen – dem vollendeten Zustand von Sein, Bewusstsein und Glückseligkeit.

Hier wird der Mensch wahrlich zum Bindeglied zwischen Himmel und Erde. Symbolisiert im Baum des Lebens, ist er fest verwurzelt im Hier und Jetzt und gleichzeitig grenzenlos verbunden mit der Unendlichkeit. In seiner wahren Natur ruhend, hat er Wissen in unvergängliche Weisheit transzendiert. Er strebt weder nach Glück noch Zufriedenheit, eher gleicht er einer Sonne, die in Wonne und Glückseligkeit erstrahlt.

Kapitel 3
Praxisteil: Entspannung

In diesem Kapitel findest du vollständige Anleitungen für Entspannungsübungen, die sich in der Yogapraxis bewährt haben. Sie wurden als Vorlesetexte konzipiert, sodass du sie problemlos in deine Yogastunde integrieren kannst. Alle Übungen sind meinem Yogabuch „Yoga im Sitzen – 30 Blitzprogramme für Beruf & Freizeit" entnommen. In diesem Standardwerk findest du eine Vielzahl an Asanas, Mudras, Atemübungen, Entspannungsübungen, Konzentrationsübungen, Meditationsübungen, aber auch Übungen für die sieben Haupt-Energiezentren sowie traditionelle Übungen zur Selbstbefreiung. Kurzum, es handelt sich um ein Grundlagenwerk, das nahezu alle Bereiche des Yoga umfasst.

Die hier ausgewählten Übungen sind sowohl für den Beginn als auch für den Abschluss deiner Yogastunde geeignet. Sie sind einzelne Module, die du beliebig nach dem Baukastensystem zusammenstellen kannst. Für eine optimale Nutzerfreundlichkeit habe ich sie jedoch in den üblichen Ablauf einer Anfangsentspannung und Endentspannung unterteilt. Sie bieten dir eine klare Struktur, der du bedenkenlos folgen kannst. Insbesondere der vorgeschlagene Ablauf der Tiefenentspannung eignet sich hervorragend als Vorbereitung für die anschließenden Fantasiereisen in Kapitel 4. Hierdurch können deine Teilnehmer das volle Potenzial der Fantasiereisen ausschöpfen. Sie werden tiefe körperliche, geistige und energetische Harmonisierung erfahren – sich wahrhaft erholt, belebt und erfrischt fühlen.

> Für ein optimales Ergebnis sind „Set und Setting" gleichermaßen wichtig. Daher empfehle ich dir, die im Kapital 1 vorgeschlagenen Rahmenbedingungen zu berücksichtigen und die empfohlene Sprechweise im Vorfeld zu üben.

ENTSPANNUNGSÜBUNGEN IN DER YOGAPRAXIS

Ein stimmiges Stundenkonzept zeichnet sich durch eine klare Struktur aus, die du inhaltlich inspirierend und abwechslungsreich ausgestalten kannst. Der folgende Stundenaufbau hat sich in der Praxis bewährt:

1. Anfangsentspannung
2. Atemübungen
3. Aufwärmübungen + Zwischenentspannung
4. Übungsprogramm + Zwischenentspannung
5. Endentspannung (Tiefenentspannung)
6. Meditation

Ein solches Konzept erlaubt eine ausgeglichene Balance zwischen aktivierenden und entspannenden Impulsen. Selbstverständlich ist es möglich, diese Struktur an deine Intention anzupassen. Lege ein besonderes Augenmerk auf die Anfangsentspannung. Sie hilft, sich mental aus dem alltäglichen Geschehen zu lösen und sich auf die Yogastunde einzulassen. Alternativ kannst du deine Yogastunde mit einer kurzen Meditation beginnen. Sie wirkt ebenso entspannend, zugleich aber auch inspirierend und kann als sinnvolle thematische Einleitung dienen. Meditationsübungen eignen sich besonders gut nach den Atemübungen. Die bewusste Konzentration, Achtsamkeit und Aufmerksamkeit führen zu deutlich mehr Tiefe in den Asanas.

Manche Yoga-Traditionen legen die Atemübungen und die Meditation bewusst an das Ende der Yogastunde, und zwar nach der Endentspannung. Die Teilnehmer sind dann besonders konzentriert und aufnahmebereit. Oft fällt es ihnen dann leichter, den Geist zu zentrieren und das Bewusstsein auszudehnen.

> Es ist ratsam, sich für einen Stundenaufbau zu entscheiden und diesen kontinuierlich fortzuführen.

ERLÄUTERUNGEN ZUM VORLESEN DER ÜBUNGEN

- **Text:** Die unformatierten Texte sind deine Ansagen. Du kannst sie gerne übernehmen und vorlesen. Selbstverständlich steht es dir frei, diese Texte an deine Bedürfnisse anzupassen.

- **„Text!":** Texte in Anführungszeichen sind autosuggestive Sätze oder Affirmationen. Solche Sätze sollten besonders betont, jedoch im Wortlaut unverändert vorgelesen werden.

- *Text:* Kursiv geschriebene Texte geben dir nützliche Ratschläge und Hinweise für die korrekte Ansage. Beispielsweise wie lange die Muskelspannung gehalten oder Empfindungen des Körpers wahrgenommen werden sollten.

- **Reihenfolge:** Die Vorlesetexte für die Anfangsentspannung und Endentspannung (Tiefenentspannung) sind in der empfohlenen Reihenfolge angeordnet. Auf diese Weise kannst du die Texte nacheinander vorlesen.

VORLESETEXTE FÜR DIE ANFANGSENTSPANNUNG

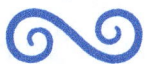

1. Rückenentspannungslage
Dauer der Atembeobachtung: 10 Atemzüge

Du liegst vollkommen entspannt.
Die Arme und Beine öffnen sich.
Die Füße fallen zur Seite.
Die Achseln bekommen Luft.
Die Handflächen zeigen nach oben.
Die Finger sind entspannt.
Die Schultern und der Nacken sind entspannt.
Die Zunge liegt locker im Mundraum.
Der Kiefer ist entspannt.
Die Stirn ist entspannt.
Die Augen sind geschlossen.
Die Augen sind entspannt.
Drehe deinen Kopf sanft von einer Seite zur anderen.
Kehre zur mittleren Position zurück.

Atembeobachtung:
Beobachte deinen Atem.
Der Atem strömt durch die Nase ein und aus.
Beobachte die Atembewegung des Rumpfes.
Einatmend hebt er sich, ausatmend senkt er sich.

Alternative:
Beobachte deinen Atem.
Der Atem strömt durch die Nase ein und durch den Mund aus.
Beobachte die Atembewegung von Bauch und Brustkorb.
Einatmend heben sie sich, ausatmend senken sie sich.

2. Kurze Progressive Muskelrelaxation

A) Spannungsaufbau
Dauer der Spannung: 10 Sekunden

Baue zunächst eine leichte Spannung im gesamten Körper auf.
Führe die Beine und die Füße zusammen.
Führe die Arme zum Oberkörper.
Ziehe die Zehen in Richtung Knie.
Hebe das Becken und spanne Gesäß, Beine und Rücken an.
Ziehe die Bauchdecke nach unten.
Hebe den Brustkorb, bilde Fäuste und spanne die Oberarme an.
Ziehe die Schultern zu den Ohren.
Strecke die Zunge weit heraus und schaue nach oben.

B) Spannung halten
Dauer der Spannungen: jeweils 5–10 Sekunden

Erhöhe auf eine mittlere Spannung im gesamten Körper.
Erhöhe auf eine maximale Spannung im gesamten Körper.

C) Entspannung
Dauer der Entspannung: 10–30 Sekunden

Entspanne bewusst alle Körperteile.
Die Arme und Beine öffnen sich.
Die Füße fallen zur Seite.
Die Achseln bekommen Luft.
Die Handflächen zeigen nach oben.
Die Finger sind entspannt.
Die Schultern und der Nacken sind entspannt.
Die Zunge liegt locker im Mundraum.
Der Kiefer ist entspannt.
Die Stirn ist entspannt.
Die Augen sind geschlossen.
Die Augen sind entspannt.

3. Schnellentspannung

A) Schnellentspannung der einzelnen Körperteile
Wiederhole die Formelsätze folgendermaßen:
„Ich entspanne meine Zehen und Füße!" ***(2-mal)*** –
„Zehen und Füße sind entspannt!" ***(1-mal)***

Wiederhole gedanklich die folgenden Formelsätze:
„Ich entspanne meine Zehen und Füße!" –
„Zehen und Füße sind entspannt!"

„Ich entspanne meine Knöchel und Waden!" –
„Knöchel und Waden sind entspannt!"

„Ich entspanne meine Knie und Oberschenkel!" –
„Knie und Oberschenkel sind entspannt!"

„Ich entspanne mein Becken und Gesäß!" –
„Becken und Gesäß sind entspannt!"

„Ich entspanne meinen Bauch und Brustkorb!" –
„Bauch und Brustkorb sind entspannt!"

„Ich entspanne meinen unteren und oberen Rücken!" –
„Unterer und oberer Rücken sind entspannt!"

„Ich entspanne meine Schulter und meinen Nacken!" –
„Schulter und Nacken sind entspannt!"

„Ich entspanne meine Oberarme!" –
„Oberarme sind entspannt!"

„Ich entspanne meine Ellenbogen und Unterarme!" –
„Ellenbogen und Unterarme sind entspannt!"

„Ich entspanne meine Handgelenke und Hände!" –
„Handgelenke und Hände sind entspannt!"

„Ich entspanne meinen Kiefer und meine Zunge!" –
„Kiefer und Zunge sind entspannt!"

„Ich entspanne meine Wangen und Nase!" –
„Wangen und Nase sind entspannt!"

„Ich entspanne meine Augen!" –
„Augen sind entspannt!"

„Ich entspanne meine Stirn!" –
„Stirn ist entspannt!"

B) Schnellentspannung aller Körperteile
Wiederhole gedanklich die folgenden Formelsätze:
„Ich entspanne meinen ganzen Körper!" *(2-mal)* –
„Mein ganzer Körper ist entspannt!" *(1-mal)*

3. Alternative: Body-Scan

A) Wahrnehmung der einzelnen Körperteile
Zeit zum Spüren jedes Formelsatzes: 3–5 Sekunden

Wiederhole gedanklich die folgenden Formelsätze:
„Ich spüre meine Zehen und Fußsohlen."
„Ich spüre meine Fußgelenke und Waden."
„Ich spüre meine Oberschenkel und Knie."
„Ich spüre mein Becken und Gesäß."
„Ich spüre meinen Bauch und unteren Rücken."
„Ich spüre meine Brust und meinen oberen Rücken."
„Ich spüre meine Oberarme und Unterarme."
„Ich spüre meine Handflächen und Finger."
„Ich spüre meine Schulter und meinen Nacken."
„Ich spüre meinen Kiefer und meine Zunge."
„Ich spüre meine Augen und Stirn."
„Ich spüre meinen Kopf und meine Kopfhaut."

B) Reise durch den Körper
Zeit zum Spüren: 30–60 Sekunden

Reise gedanklich durch deinen Körper.
Spüre dabei deinen gesamten Körper, von den Füßen aufsteigend bis zum Kopf.

C) Wahrnehmung des gesamten Körpers
Zeit zum Spüren: 30–60 Sekunden

Spüre alle Teile deines Körpers gleichzeitig.

4. Rückkehr in den Augenblick

Nimm zwei bis drei tiefe Atemzüge.
Räkele und strecke den gesamten Körper.
Öffne langsam die Augen und lächele dir zu.

Wiederhole gedanklich die folgenden Affirmationen:
„Ich bin vollkommen entspannt!"
„Ich bin im Hier und Jetzt!"
„ICH BIN VOLLKOMMEN GELÖST UND ENTSPANNT!"

VORLESETEXTE FÜR DIE ENDENTSPANNUNG (TIEFENENTSPANNUNG)

1. Rückenentspannungslage
Dauer der Atembeobachtung: 10 Atemzüge

Du liegst vollkommen entspannt.
Die Arme und Beine öffnen sich.
Die Füße fallen zur Seite.
Die Achseln bekommen Luft.
Die Handflächen zeigen nach oben.
Die Finger sind entspannt.
Die Schultern und der Nacken sind entspannt.
Die Zunge liegt locker im Mundraum.
Der Kiefer ist entspannt.
Die Stirn ist entspannt.
Die Augen sind geschlossen.
Die Augen sind entspannt.
Drehe deinen Kopf sanft von einer Seite zur anderen.
Kehre zur mittleren Position zurück.

Atembeobachtung:
Beobachte deinen Atem.
Der Atem strömt durch die Nase ein und aus.
Beobachte die Atembewegung des Rumpfes.
Einatmend hebt er sich, ausatmend senkt er sich.

Alternative:
Beobachte deinen Atem.
Der Atem strömt durch die Nase ein und durch den Mund aus.
Beobachte die Atembewegung von Bauch und Brustkorb.
Einatmend heben sie sich, ausatmend senken sie sich.

2. Lange Progressive Muskelrelaxation

A) Anspannung der einzelnen Körperteile
Dauer der Spannungen pro Körperteil: jeweils 3–5 Sekunden

1. Hebe das rechte Bein. Ziehe die Zehen zum Knie.
Fühle eine leichte Spannung.
Erhöhe auf eine mittelstarke Spannung.
Erhöhe auf eine maximale Spannung.
Löse die Spannung.

2. Hebe das linke Bein. Ziehe die Zehen zum Knie.
Fühle eine leichte Spannung.
Erhöhe auf eine mittelstarke Spannung.
Erhöhe auf eine maximale Spannung.
Löse die Spannung.

3. Hebe das Becken, spanne Gesäß und Rücken an.
Fühle eine leichte Spannung.
Erhöhe auf eine mittelstarke Spannung.
Erhöhe auf eine maximale Spannung.
Löse die Spannung.

4. Hebe den Brustkorb, spanne den Rücken an.
Fühle eine leichte Spannung.
Erhöhe auf eine mittelstarke Spannung.
Erhöhe auf eine maximale Spannung.
Löse die Spannung.

5. Spanne den rechten Arm an, bilde eine Faust.
Fühle eine leichte Spannung.
Erhöhe auf eine mittelstarke Spannung.
Erhöhe auf eine maximale Spannung.
Löse die Spannung.

6. Spanne den linken Arm an, bilde eine Faust.
Fühle eine leichte Spannung.
Erhöhe auf eine mittelstarke Spannung.
Erhöhe auf eine maximale Spannung.
Löse die Spannung.

7. Strecke den Hals, hebe die Arme, spreize die Finger.
Fühle eine leichte Spannung.
Erhöhe auf eine mittelstarke Spannung.
Erhöhe auf eine maximale Spannung. Löse die Spannung.

8. Ziehe die Gesichtsmuskulatur zur Nase.
Fühle eine leichte Spannung.
Erhöhe auf eine mittelstarke Spannung.
Erhöhe auf eine maximale Spannung. Löse die Spannung.

B) Anspannung des gesamten Körpers
Dauer der Spannungen: jeweils 5–10 Sekunden

Baue zunächst eine leichte Spannung auf:
Ziehe die Zehen in Richtung Knie.
Hebe das Gesäß, spanne Bauch und Rücken an.
Hebe den Brustkorb und spanne die Arme an.
Strecke den Hals und spreize die Finger.
Öffne den Mund und strecke die Zunge heraus.
Schaue mit weit geöffneten Augen nach oben und hinten.
Erhöhe auf eine mittelstarke Spannung.
Erhöhe auf eine maximale Spannung.
Spannung halten – halten – halten und loslassen.

C) Entspannung des gesamten Körpers
Dauer der Entspannung: 10–30 Sekunden

Entspanne bewusst alle Körperteile:
Die Arme und Beine öffnen sich.
Die Füße fallen zur Seite.
Die Achseln bekommen Luft.
Die Handflächen zeigen nach oben.
Die Finger sind entspannt.
Die Schulter und der Nacken sind entspannt.
Die Zunge liegt locker im Mundraum.
Der Kiefer ist entspannt.
Die Stirn ist entspannt.
Die Augen sind entspannt.

3. Autosuggestion „Loslassen und Fliegen"

A) Reise durch den Körper
Zeit zum Spüren: 30–60 Sekunden

Reise gedanklich durch deinen Körper.
Spüre alle Körperteile von den Füßen aufsteigend bis zum Kopf.

B) Gefühl der Schwere
Wiederhole die Formelsätze: 3–5-mal

Entwickle gedanklich ein Gefühl der Schwere.
Wiederhole gedanklich die folgenden Formelsätze:
„Mein gesamter Körper ist so schwer wie ein Stein!"
„Mein Körper ist so schwer, er sinkt in den Boden!"

C) Gefühl der Leichtigkeit
Wiederhole die Formelsätze: 3–5-mal

Entwickle gedanklich ein Gefühl der Leichtigkeit.
Wiederhole gedanklich die folgenden Formelsätze:
„Mein gesamter Körper ist federleicht!"
„Mein Körper ist so leicht, er schwebt über dem Boden!"

D) Gefühl der Schwere und der Leichtigkeit
Wiederhole die Formelsätze: 3–5-mal
Lies die Formelsätze abwechselnd vor (→).

Spüre abwechselnd Schwere und Leichtigkeit.
Wiederhole gedanklich die folgenden Formelsätze:
„Mein Körper ist schwer!" → „Mein Körper ist federleicht!"
„Mein Körper sinkt tiefer und tiefer!" → „Mein Körper schwebt!"
„Mein Körper ist frei und ich lasse ihn fliegen!"

Kapitel 4
Praxisteil: Fantasiereisen

Fantasiereisen gehören innerhalb der Entspannungsverfahren zu den sogenannten imaginativen Verfahren. Hier nutzt man die menschliche Vorstellungskraft und Fantasie, um ein Wohlgefühl zu erzeugen, aber auch um körperliche und geistige Spannungen zu lösen. Unsere Vorstellungskraft ermöglicht es uns, innere Bilder zu erzeugen, daher spricht man auch von Imagination. Diese inneren Bilder offenbaren unsere Wünsche und Träume, spiegeln Ereignisse aus dem Alltag oder erwecken Erinnerungen zum Leben. Wir erleben dies täglich in unseren inneren Dialogen, Sorgen, Grübeleien, Ängsten und Tagträumen.

Die Vorstellungskraft ist eng mit der Fantasie verbunden, da wir die dabei erzeugte innere Realität beliebig verändern können. Das Faszinierende und Reizvolle dabei ist, dass Imagination und Fantasie schier grenzenlos sind. Ganz gleich, ob wir uns hoffnungsvoll Tagträumen oder Zukunftsträumen hingeben, konkrete Visionen erzeugen, Strategien entwickeln oder surreale Fantasiewelten erschaffen. Die innere Realität eröffnet uns einen Raum der Kreativität, des Rückzugs, der Zuflucht oder des Selbstschutzes. In der Psychotherapie hat man den Wert der Imagination längst erkannt und nutzt diese zuverlässig, beispielsweise in der Verhaltenstherapie oder Traumatherapie. Hier können Imaginationsübungen dazu beitragen, innere Konflikte zu lösen, Ängste oder Panikattacken zu bewältigen oder belastende Erlebnisse zu verarbeiten. Für dich als Kursleiter ist es hierbei besonders wichtig, deine Grenzen anzuerkennen.

> Yogastunden unterstützen deine Teilnehmer bei der Stressprävention und -bewältigung. Hier kannst du sie für ausreichend Ruhe, Entspannung und Erholung sensibilisieren, aber auch zur inneren Entwicklung oder zu einer gesünderen Lebensführung anregen. **Bitte beachte:** Nur ausgebildete Therapeuten können psychische Erkrankungen und Traumata adäquat behandeln.

FANTASIEREISEN IN DER YOGASTUNDE

Fantasiereisen sind eine optimale Ergänzung für die Tiefenentspannung am Ende einer Yogastunde. Sie kombinieren die Kraft der Imagination und Fantasie. Üblicherweise kannst du zwischen den folgenden drei Zielsetzungen wählen:

Körperliche und geistige Entspannung: Deine Fantasiereise erzeugt angenehme innere Bilder und verhilft zu wohltuenden Sinneseindrücken. Im Mittelpunkt steht hierbei die tiefe, wohlige Entspannung von Körper und Geist.

Körperliche und geistige Gesundheit: Deine Fantasiereise bietet inspirierende Botschaften zur Stress- und Alltagsbewältigung. Sie verhilft zu angenehmen emotionalen Erfahrungen, sensibilisiert die Sinnes- und Körperwahrnehmung und trägt insbesondere zu einem besseren Körpergefühl bei.

Feinstoffliche Gesundheit: Deine Fantasiereise bietet Impulse, das eigene Energiefeld bewusster wahrzunehmen, energetische Blockaden oder Stauungen zu lösen und den Energiefluss zu harmonisieren. Je freier die Lebensenergie in den Energiekanälen zirkuliert, desto vitaler, wohler und gesünder fühlen wir uns.

FORMEN DER FANTASIEREISE

Fantasiereisen laden zum Loslassen, Entspannen und Träumen ein. Prinzipiell könnte demnach jede fantasievolle Geschichte diesem Zweck dienen. Professionelle Fantasiereisen beinhalten jedoch Schlüsselworte aus der Autosuggestion oder dem Autogenen Training. Die Geschichte bestimmt den Rahmen, in dem sich der Geist bewegt, aber es sind die Schlüsselworte, die ihn gezielt lenken. Grundsätzlich ist eine recht einfache Struktur der Geschichte vollkommen ausreichend, sofern sie abwechslungsreich für die sinnliche oder mental-emotionale Wahrnehmung gestaltet ist. Komplexere Geschichten verfolgen einen kontinuierlichen Prozess, der beispielsweise von der grobstofflichen zur feinstofflichen Wahrnehmung führt. In diesem Fall wird die Aufmerksamkeit schrittweise von der physischen, über die geistige, bis hin zur energetischen Ebene gelenkt. Alles, was gesehen, gehört, gerochen, geschmeckt, gefühlt oder emotional gespürt wird, wird zum Meilenstein auf der inneren Reise.

Wahrnehmungsgebäude: Stelle dir den Aufbau einer Fantasiereise als ein Gebäude vor. Hier möchtest du jemanden einladen, um es neugierig zu erkunden. Das Thema der Geschichte legt den Rahmen fest und repräsentiert die Wände des Gebäudes. Ein Thema, das klar definiert ist, bietet demzufolge einen sicheren Rahmen, in dem sich der Geist bewegen kann. Die Form der Fantasiereisen bestimmt, wie engmaschig die Räume im Inneren des Gebäudes angelegt sind und wie frei der Geist sich darin bewegen darf. Jeder Raum stellt einen kreativen Raum dar, einen Teilaspekt deiner Reise, der erfahren werden darf. Das könnten unterschiedliche Orte, Objekte oder Themen sein. Während die Korridore den Geist von einem Wahrnehmungsraum zum anderen lenken, führen die Treppen zu den verschiedenen Etagen. Jede Etage kann als eine Ebene der Wahrnehmung betrachtet werden – körperlich, geistig oder feinstofflich. Somit kann sowohl eine dieser Ebenen ausgiebig erkundet als auch zwischen den Ebenen gewechselt werden. In einer einfachen Struktur der Geschichte gibt es vielleicht nur ein bis zwei Räume.

Diese können jedoch inhaltlich komplex gestaltet sein. Wenn die Geschichte thematisch komplexer ist, bietet das Gebäude dagegen viele Räume. Hingegen können in einer eher facettenreichen Fantasiereise deutlich mehr Aspekte angesprochen werden. Dann benötigt deine Geschichte unbedingt eine klare Führung. Denke auch daran, dass es einen eindeutigen Rückweg zum Hauseingang des Gebäudes gibt.

Formen der Fantasiereisen: Die folgenden Formen der Fantasiereisen geben keine Wertigkeit vor. Vielmehr geht es darum, was gerade gebraucht wird. Ein stark aufgewühlter Geist benötigt eher eine engmaschige Struktur mit klaren Anweisungen, um ihn zu beruhigen, zu klären und wieder neu zu fokussieren. Sind deine Teilnehmer jedoch durch die Yogastunde bereits sehr entspannt, offen und aufnahmebereit, kann deren Geist tiefer eintauchen und sich freier entfalten. Wenn die Inhalte der Fantasiereise mit dem Thema deiner Yogastunde in Einklang stehen, so wird diese innere Reise die Yogastunde optimal abschließen.

☑ Geschlossene Fantasiereisen

Hier basiert die Geschichte auf einer engmaschigen Struktur. Der Geist und die Sinne werden von Anfang bis Ende durch klare Anweisungen geführt. Dabei werden die inneren Bilder oder sinnlichen Wahrnehmungen so genau wie möglich vorgegeben. Dies erleichtert deinen Teilnehmern, sich mit den Bildern zu verbinden und den autosuggestiven Schlüsselworten zu folgen.

Typische Satzstrukturen:
- „Stell dir vor …"; „Du spürst …"; Du schmeckst …"; Du hörst …"
- „Eine frische Brise kühlt deine Stirn."; „Du lauschst dem Gesang der Amseln."
- „Du betrachtest die Kieselsteine vor dir. Ein herzförmiger spricht dich besonders an. Du hebst ihn auf. Angenehm kühl und glatt ruht er in deiner Hand."
- „Der Weg gabelt sich. Du folgst dem sanft geschwungenen Pfad zu deiner rechten Seite."

☑ Halboffene Fantasiereisen
Diese Geschichten sind ebenfalls geschlossene Fantasiereisen. Sie bieten jedoch dem Geist einen gewissen Freiraum innerhalb der engmaschigen Struktur. Dadurch kann er selbst entscheiden, was oder wie er etwas wahrnehmen möchte.

Typische Satzstrukturen:
- „Schau dich um. Was siehst du? Was spürst du? Was schmeckst du? Was fühlst du? Was hörst du?"
- „Du lauschst dem Gesang der Vögel. Welchen Klang magst du besonders?"
- „Du betrachtest die Kieselsteine vor dir. Einer spricht dich besonders an. Du hebst ihn auf. Wie fühlt er sich an?"
- „Der Weg gabelt sich. Für welchen entscheidest du dich?"

☑ Offene Fantasiereisen
Diese Geschichten erlauben dem Geist, sich vollkommen frei zu bewegen, denn hier wird lediglich die Tür zu den Wahrnehmungsräumen geöffnet. Jeder Raum darf dann selbstständig fantasievoll ausfüllt werden. Die innere Reise beginnt mit einem klaren Thema und endet mit eindeutigen Schlusssignalen. Kurze Impulse dienen als Wegweiser und kreative Hilfestellung, sodass der Geist nicht abdriftet oder schläfrig wird.

Typische Satzstrukturen:
- „Du fliegst sicher am endlosen Himmel. Du betrachtest die dahinziehende Landschaft unter dir."
- „Du liegst entspannt in deinem Boot. Du schaust zum Himmel. Was siehst du?"
- „Leichtfüßig folgst du den sanft geschlungenen Pfaden eines Märchenwaldes. Du bestaunst die bunte Vielfalt an Blüten. Du genießt deren betörenden Duft. Du lauschst dem Konzert der Vögel."

ABLAUF DER FANTASIEREISE

Vorbereitung: Deine Teilnehmer sollten gut vorbereitet in die Fantasiereise eintauchen dürfen. Hierfür spielen die Rahmenbedingungen, wie die Raumatmosphäre und die Raumausstattung, eine wichtige Rolle (siehe Abschnitt „Die Rahmenbedingungen"):

- Deine Teilnehmer fühlen sich wohl und liegen bequem.
- Sie fühlen sich ungestört und bekommen genügend Zeit für die innere Reise.
- Der Raum ist angenehm temperiert und du bietest ihnen eine Decke an.

Entspannung: Wenn deine Teilnehmer sich wohl und komfortabel fühlen, so wird es ihnen wesentlich leichter fallen, körperlich und geistig vollkommen zu entspannen. Gerade nach einer fordernden Yogastunde sollten die muskulären Spannungen gelöst werden. Auch der Geist sollte zur Ruhe kommen, um sich offen auf die Impulse deiner Geschichte einlassen zu können:

- Mit der kurzen und längeren Progressiven Muskelentspannung können innerhalb kürzester Zeit sämtliche muskulären Spannungen gelöst werden.
- Die Schnellentspannung, der Body-Scan oder andere autosuggestive Übungen können ebenfalls dazu beitragen, die körperlichen Spannungen zu lösen. Zudem entspannen sie den Geist, wodurch er empfänglicher für die Botschaften und sensibler für die Körperempfindungen wird.

☑ Eröffnung

Im Eröffnungsteil soll der Geist in die Thematik der Geschichte eingeführt werden. Vergegenwärtige dir hierfür die Metapher des Wahrnehmungsgebäudes. Der Teilnehmer betritt das Gebäude und schließt bewusst die Eingangstür. Jetzt begibt er sich im Inneren des Gebäudes auf die innere Reise. Dabei schließt er die äußere Wirklichkeit aus, um seine innere Wirklichkeit zu erkunden.

☑ Hauptteil

Der Hauptteil der inneren Reise umfasst mindestens 5–10 Minuten. Längere Reisezeiten ermöglichen mehr und tiefere Erfahrungen. Die Form der Fantasiereise entscheidet über die Art und Weise, wie der Geist die Wahrnehmungsräume erkunden kann. Achte bei geschlossenen und halboffenen Fantasiereisen auf ausreichende Wahrnehmungspausen von 10–20 Sekunden. Bei offenen Fantasiereisen solltest du alle 1–2 Minuten kurze lenkende oder inspirierende Impulse anbieten. Dadurch verhinderst du ein Einschlafen, unterstützt das Fokussieren und vermeidest ein Wegdriften des Geistes. Ein anderer Aspekt betrifft die Qualität der Wahrnehmung. Du möchtest positive Gedanken und Gefühle erzeugen, jedoch könnte es aufgrund des unterschiedlichen Erfahrungshorizonts deiner Teilnehmer zu negativen Assoziationen kommen. Dann können deine Impulse den Geist auf angenehme Wahrnehmungen aufmerksam machen. Es ist auch denkbar, dass bestimmte mentale oder emotionale Qualitäten zum ersten Mal wahrgenommen werden. Dann benötigt der Geist vielleicht ein wenig Unterstützung, um die neuen Erfahrungen besser zu verstehen und einzuordnen.

☑ Rückkehr

Die innere Reise endet mit einer klaren Rückführung zum Ausgangspunkt. Denke erneut an das Wahrnehmungsgebäude. Sind die Räume komplex und die Erfahrungen während der inneren Reise sehr intensiv und reichhaltig, so sollte der Geist sicher zum Hauseingang zurückgeleitet werden. Insbesondere dann, wenn deine Teilnehmer mit ihrem Unterbewusstsein arbeiten. Hierbei handelt es sich um eine bewusste Rückkehr in die äußere Realität. Sende klare Signale zu einer schrittweisen Rückführung. Gewähre deinen Teilnehmern hierfür ausreichend Zeit. Wenn die Rückkehr ein Bestandteil der Geschichte ist, ist es ratsam, die gleichen Worte wie zu Beginn der Reise zu verwenden. Dadurch lässt sich der Ausgangspunkt klarer zuordnen.

Damit deine Teilnehmer wach, klar und konzentriert in ihren Alltag zurückkehren können, sollten sie sanft, aber bestimmend in die äußere Realität zurückgeführt werden. Körper und Geist sind dann wieder für alltägliche Aktivitäten empfänglich. Sie sollten deinen Yogaraum weder in schläfriger Stimmung noch in einem Zwischenstadium zwischen innerer und äußerer Realität verlassen. Es ist wichtig, mit klaren Schlusssignalen die Tiefenentspannung zu beenden. Dann gelingt deinen Teilnehmern auch eine vollständige Rückkehr in deren Alltagswahrnehmung. Hier trägst du als Kursleiter eine gewisse Verantwortung, vor allem wenn die Erfahrungen sehr intensiv waren.

> **Bitte beachte:** Deine Teilnehmer sollten nach der Yogastunde in der Lage sein, ohne Schwierigkeiten ein Fahrzeug zu lenken.

Ablauf der Rückkehr
Der folgende Ablauf zur körperlichen und geistigen Rückkehr in das Hier und Jetzt hat sich in der Praxis gut bewährt.

1. **Körperliche Aktivierung:** Zunächst die Finger und Zehen spüren und langsam bewegen. Dann den gesamten Körper ausgiebig räkeln und strecken.

2. **Geistige Aktivierung:** Sich selbst innerlich zulächeln und dabei die folgenden Affirmationen in der vorgegebenen Reihenfolge wiederholen.

   „Mir geht es gut!"
   „Ich bin vollkommen entspannt!"
   „Ich bin im Hier und Jetzt!"

3. **Botschaft für den Alltag:** Die Augen öffnen und abschließend eine positive Affirmation wiederholen, die im besten Fall auf das Thema oder den Inhalt deiner Fantasiereise abgestimmt ist.

Beispiele:
„Ich fühle mich leicht und frei!"
„Ich fühle mich warm und wohl!"
„Ich fühle mich kühl und erfrischt!"
„Ich fühle mich klar und befreit!"
„Ich fühle mich aufgeladen und belebt!"
„Ich liebe das Leben und das Leben liebt mich!"

Fazit: Jede Fantasiereise kann für deine Teilnehmer eine sehr tiefgreifende Erfahrung sein. Denn in jeder inneren Reise begegnen sie sich selbst und lernen Aspekte ihrer Persönlichkeit kennen. Vielleicht tauchen verfestigte Gefühle oder Emotionen auf und erzeugen Unruhe. Hier besteht die Chance, eine neue Sichtweise zu entwickeln oder diese aus dem inneren System vollständig zu lösen. Destruktive Denk- oder Verhaltensmuster können auf diese Weise erkannt und aufgelöst werden. Zudem erhalten sie wertvolle Impulse zur Alltags- und Stressbewältigung.

Für die meisten Teilnehmer wird die Tiefenentspannung eine Oase des Rückzugs und der Erholung sein. Hier dürfen sie getrost von allem loslassen und sich in sich selbst zurückziehen. In der eher hektischen und anspruchsvollen modernen Zeit erleben sie echte Entspannungsmomente. Entspannung muss jedoch erlernt werden, und eine ganzheitliche Entspannung ist für viele eine neue Erfahrung. Eine ausgewogene Yogastunde mit ganzheitlichen Entspannungselementen ermöglicht daher einen echten Mehrwert für das Wohlbefinden, die Lebensqualität und die Gesundheit.

ERLÄUTERUNG ZUM VORLESEN DER FANTASIEREISEN

- **Text:** Die unformatierten Texte sind deine Ansagen. Du kannst sie gerne übernehmen und vorlesen. Selbstverständlich steht es dir frei, diese Texte an deine Bedürfnisse anzupassen.
- — : Ein Gedankenstrich kennzeichnet eine kurze Pause, sie gibt deinen Teilnehmern die Gelegenheit zum Spüren, Fühlen oder Wahrnehmen. Grundsätzlich sollte die gesamte Fantasiereise sehr langsam vorgelesen werden.

Die folgenden Textelemente sollten besonders betont und im Wortlaut unverändert vorgelesen werden:

- *Text:* Kursiv geschriebene Texte sind Formelsätze, die auf der Grundstufe des Autogenen Trainings basieren.
- **Text:** Unterstrichene Texte beinhalten autosuggestive Sätze mit Bezug zur Mittelstufe oder Oberstufe des Autogenen Trainings.
- „**Text!**": Texte in Anführungszeichen sind positive Affirmationen.

FANTASIEREISEN
(VORLESETEXTE)

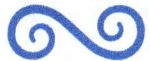

LICHTKÖRPER

Du bist umgeben von <u>warmem, weichem Licht</u> –
überall ist Licht – wunderschönes, strahlendes Licht –
schenke dem Licht eine Farbe –
das Licht ist über deinem Körper – unter deinem Körper –
einfach überall –
es ist so beruhigend – dein Atem wird ganz ruhig –
du fühlst dich ruhig, warm und wohl

Warmes Licht strömt in deinen Körper –
es strömt in deine Füße und Fußgelenke –
ganz hell leuchten die Füße und Fußgelenke –

es strömt in deine Waden und Schienbeine –
ganz hell leuchten die Waden und Schienbeine –

es strömt in deine Knie und Oberschenkel –
ganz hell leuchten die Knie und Oberschenkel –

es strömt in dein Becken und Gesäß –
ganz hell leuchten das Becken und Gesäß –

es strömt in deinen Bauch und in deine Brust –
ganz hell leuchten der Bauch und die Brust –

es strömt in deinen unteren und oberen Rücken –
ganz hell leuchtet der Rücken –

es strömt in deine Schulter und in deinen Nacken –
ganz hell leuchten die Schulter und der Nacken –

es strömt in deine Oberarme und Unterarme –
ganz hell leuchten die Arme –

es strömt in deine Handflächen und Finger –
ganz hell leuchten die Hände –

es strömt in deinen Kopf und in deine Kopfhaut –
ganz hell leuchten der Kopf und die Kopfhaut –

<u>Das Licht strömt durch deinen ganzen Körper –</u>
<u>warmes, beruhigendes Licht</u> –
dein Körper ist Licht –
ganz ätherisch strahlt dein Körper –

Ein Gefühl von tiefem Frieden durchströmt dich – Seelenfrieden – du bist vollkommen gelöst und entspannt –

Rückkehr: Nimm zwei bis drei tiefe Atemzüge. Räkele und strecke den gesamten Körper. Öffne langsam die Augen und lächele dir zu. Wiederhole gedanklich die folgenden Affirmationen:

„Ich bin vollkommen entspannt!" –
„Ich bin im Hier und Jetzt!" –
„ICH BIN VOLLER LICHT UND LIEBE!"

WOLKENREISE

Du liegst auf einer Wolke –
auf einer weißen, weichen, bauschigen Wolke –
<u>federleicht</u> liegt dein Körper – <u>alles ist so leicht</u> –
dein Kopf ist leicht – Schulter und Nacken – ganz leicht –
Rücken und Becken – Arme und Beine – Hände und Füße –
<u>federleicht</u> –

<u>Die Wolke berührt zärtlich deine nackte Haut</u> –
es prickelt und kitzelt so angenehm –
wohlig streckst du dich – kuschelst dich noch etwas tiefer –
<u>du fühlst dich geborgen</u> –

Die Sonne wärmt dich –
bedeckt deinen Körper –
du fühlst dich so warm und wohl –

Eine leichte Brise weht ab und an –
erfrischt deine Augen und Stirn –
dein Geist ist wach und klar –

<u>Mit einem tiefen Atemzug lässt du alles Belastende los</u> –
mit jedem Atemzug wirst du <u>leichter und leichter</u> – <u>schwerelos</u> –
einatmend spürst du deinen Körper –
ausatmend schwebt er höher und höher –
einatmen spüren – ausatmen schweben –
einatmen spüren – ausatmen schweben –

Wolkenleicht schwebst du am endlosen Himmel –
du fühlst dich <u>grenzenlos und frei</u> –
es gibt nichts, was dich einengt –

Ganz still ist es hier oben –
Stille um dich herum –
Stille in dir –
du genießt diese Stille –

Dein Atem ist ganz ruhig und gleichmäßig –
du fühlst Ruhe – Stille – Ruhe – Stille –

Rückkehr: Nimm zwei bis drei tiefe Atemzüge. Räkele und strecke den gesamten Körper. Öffne langsam die Augen und lächele dir zu. Wiederhole gedanklich die folgenden Affirmationen:

„Ich bin vollkommen entspannt!" –
„Ich bin im Hier und Jetzt!" –
„ICH FÜHLE MICH LEICHT UND FREI!"

SANDBAD

Stell dir vor, du liegst im warmen, weichen Sand –
spürst den feinen Sand an deiner nackten Haut –
er ist so weich und warm –
die Wärme strömt durch deinen ganzen Körper –

Wohlig kuschelst du dich tiefer in den Sand –
spürst ihn angenehm kühl in deinen Händen –
er rieselt ganz sanft durch deine Finger –
träge spielst du mit den kleinen Körnchen –
fühlst sie spitz, eckig, rund –

Du wirst ganz ruhig und schwer – so angenehm schwer –
die Schwere strömt durch deinen ganzen Körper –
du fühlst die Schwere in deinem Kopf –
in Schulter und Nacken – in Armen und Händen –
in Rücken und Becken – in Beinen und Füßen –
ausatmend wirst du schwerer und schwerer –
alles ist schwer –

Der Sand trägt dich, wärmt dich –
umhüllt dich – ganz zärtlich –

du fühlst dich so warm und wohl –
dein Atem fließt ruhig und gleichmäßig –
du bist vollkommen ruhig, gelöst und entspannt –

Rückkehr: Nimm zwei bis drei tiefe Atemzüge. Räkele und strecke den gesamten Körper. Öffne langsam die Augen und lächele dir zu. Wiederhole gedanklich die folgenden Affirmationen:

„Ich bin vollkommen entspannt!" –
„Ich bin im Hier und Jetzt!" –
„ICH BIN VOLLKOMMEN GELÖST UND ENTSPANNT!"

SOMMERNACHT

Du liegst in einer Hängematte –
genießt die Stille einer lauen Sommernacht –
nur die Grillen und Zikaden zirpen –
ein nächtliches Konzert – nur für dich –
ab und zu ruft eine Eule –
<u>ansonsten Stille – auch in dir wird es ganz still</u> –

<u>Deine Gedanken werden schläfrig</u> – wie dein Körper –
gemütlich liegt es sich hier – eingewickelt in weichem Stoff –
<u>er umhüllt dich schützend, wie ein Kokon</u> –

Du löst dich vom geschäftigen Treiben des Tages –
deine Arme und Beine lösen sich – dann Schulter und Nacken –
zufrieden lässt du von allem los – bist vollkommen entspannt –

Der liebliche Geruch nachtduftender Blüten umfängt dich –
tief atmest du ihn ein –

Spielerisch fängst du an zu schaukeln –
ganz sacht – nun kräftiger –
<u>du fühlst dich frei – übermütig und frei wie ein Kind</u> –

Du kehrst zu deiner inneren Ruhe zurück –
schaust zum wolkenlosen, nachtblauen Himmel –
es ist eine sternenklare Nacht – mystisch leuchtet der Mond –
blickst ehrfürchtig zu den unzähligen Lichtern –
Millionen funkelnder Sterne und Planeten –
Erkennst du Sternbilder? –

Blinkend zieht ein Flugzeug vorüber –
dort, ein Satellit – und schon zieht er vorüber –
<u>wie deine Gedanken – sie tauchen auf und sie ziehen vorüber</u> –
<u>Gedanken tauchen auf – Gedanken ziehen vorüber</u> –

Plötzlich siehst du eine Sternschnuppe –
Wünsch dir was! –

Rückkehr: Nimm zwei bis drei tiefe Atemzüge. Räkele und strecke den gesamten Körper. Öffne langsam die Augen und lächele dir zu. Wiederhole gedanklich die folgenden Affirmationen:

„Ich bin vollkommen entspannt!" –
„Ich bin im Hier und Jetzt!" –
„ICH BIN GLÜCKLICH UND ZUFRIEDEN!"

CHAKRA-REISE

Du spürst deinen Körper – warm und wohl –
du atmest ruhig und gleichmäßig – ruhig und gleichmäßig –
du spürst diese Ruhe in dir – bist ganz ruhig –
vollkommen gelöst und entspannt –

Energie strömt in deine Füße – spüre deine Füße –
einatmend strömt <u>warme, goldene Energie</u> in deine Fußsohlen –
ausatmend strahlt die Energie in alle Richtungen –

Die Energie strömt zum Beckenboden – spüre den Beckenboden –
einatmend strömt <u>warme, goldene Energie</u> zum Beckenboden –
ausatmend strahlt die Energie in alle Richtungen –

Die Energie strömt zum Becken – spüre dein Becken –
einatmend strömt <u>warme, goldene Energie</u> zum Kreuzbein –
ausatmend strahlt die Energie in alle Richtungen –

Die Energie strömt zum Bauchraum – spüre deinen Bauch –
einatmend strömt <u>warme, goldene Energie</u> zum Bauchnabel –
ausatmend strahlt die Energie in alle Richtungen –

Die Energie strömt zum Brustkorb – spüre deinen Herzschlag –
einatmend strömt <u>warme, goldene Energie</u> zum Herzen –
ausatmend strahlt die Energie in alle Richtungen –

Die Energie strömt zum Hals – spüre deinen Hals –
einatmend strömt <u>warme, goldene Energie</u> zur Kehle –
ausatmend strahlt die Energie in alle Richtungen –

Die Energie strömt zur Stirn – spüre deine Stirn –
einatmend strömt <u>warme, goldene Energie</u> zwischen den
Augenbrauen – ausatmend strahlt die Energie in alle Richtungen –

Die Energie strömt zum Scheitel – spüre deinen Scheitel –
einatmend strömt <u>warme, goldene Energie</u> zur Krone des Kopfes –
ausatmend strahlt die Energie in alle Richtungen –

Einatmend strömt <u>warme, goldene Energie</u> von den Füßen bis zum
Scheitel – ausatmend strömt <u>warme, goldene Energie</u> vom Scheitel
bis zu den Füßen –

Strömt von den Füßen zum Scheitel –
vom Scheitel zu den Füßen –
Füße zu Scheitel – Scheitel zu Füße –
Füße zu Scheitel – Scheitel zu Füße –

Rückkehr: Nimm zwei bis drei tiefe Atemzüge. Räkele und strecke den gesamten Körper. Öffne langsam die Augen und lächele dir zu. Wiederhole gedanklich die folgenden Affirmationen:

„Ich bin vollkommen entspannt!" –
„Ich bin im Hier und Jetzt!" –
„ICH VERBINDE MICH MIT DER KOSMISCHEN ENERGIE!"

VOLLMOND

Du sitzt in einer lauen Sommernacht am Ufer eines Sees –
Millionen winziger Sterne funkeln am schwarzen Nachthimmel –
sie umrahmen einen großen, klaren Vollmond –
du schaust zur glatten Wasseroberfläche –
mystisch spiegelt sich der Vollmond im Wasser –
eine weiß schimmernde Anbindung zu seiner Kraft –

Das Mondlicht bedeckt dein Gesicht, berührt dein Herz –
deine Hände ruhen auf deinem Herzen –
<u>du bist dir nah – du fühlst dich – bist ganz du selbst</u> –

Du schaust zum Mond – versinkst tiefer und tiefer –
<u>spürst die liebevolle Verbindung zu dir selbst</u> –
wohlig atmest du tief ein – lächelst dir innerlich zu –
ausatmend strömt pure Liebe zu deinem Herzen –

Der kraftvolle Vollmond symbolisiert den Neubeginn –
<u>du spürst den Zauber des Neubeginns</u> –
Was möchtest du neu beginnen? –

Im klaren Wasser erkennst du dich –
<u>nimmst dich an, so wie du bist</u> –
Was möchtest du annehmen? –

Verbinde dich mit deinem Mond-Energiezentrum –
spüre das Chakra über der rechten Augenbraue –
klares, reines Wasser sprudelt von der Augenbraue –
fließt sanft durch deinen ganzen Körper –
<u>es reinigt und befreit dich</u> –
Was möchtest du loslassen? –

Rückkehr: Nimm zwei bis drei tiefe Atemzüge. Räkele und strecke den gesamten Körper. Öffne langsam die Augen und lächele dir zu. Wiederhole gedanklich die folgenden Affirmationen:

„Ich bin vollkommen entspannt!" –
„Ich bin im Hier und Jetzt!" –
„ICH BIN DER SCHÖPFER MEINES LEBENS!"

Reise gedanklich zügig durch alle Teile deines Körpers. Wiederhole dabei gedanklich den Namen des genannten Körperteils und spüre den Körperteil so intensiv wie möglich.

Alle Körperteile einzeln:
Spüre deine rechte Hand, spüre Daumen, Zeigefinger, Mittelfinger, Ringfinger, kleiner Finger, Handfläche, Handrücken, Handgelenk, Unterarm, Ellbogen, Oberarm, Schultergelenk, Achselhöhle.

Spüre deine linke Hand, spüre Daumen, Zeigefinger, Mittelfinger, Ringfinger, kleiner Finger, Handfläche, Handrücken, Handgelenk, Unterarm, Ellbogen, Oberarm, Schultergelenk, Achselhöhle.

Spüre deinen Brustkorb, spüre die rechte Brust, linke Brust, Brustbein, Bauchnabel, Unterleib, Becken, Oberschenkelvorderseiten, Knie, Schienbeine, Knöchel, die großen Zehen, die zweiten Zehen, die dritten Zehen, die vierten Zehen, die fünften Zehen, alle Zehen gleichzeitig.

Spüre alle Zehen, die Fußsohlen, Knöchel, Waden, Kniekehlen, Oberschenkelrückseiten, Gesäß, unterer Rücken, mittlerer Rücken, oberer Rücken, Wirbelsäule, Schulterblätter, Schulter.

Spüre deinen Nacken, Hinterkopf, Kopfhaut, Stirn, Augenbrauen, Augen, Wangen, Nase, Ohren, Oberkiefer, Unterkiefer, Zunge, Zähne, Kinn.

Alle Körperteile zusammen:
Spüre den rechten Arm – den linken Arm – spüre beide Arme – spüre das rechte Bein – das linke Bein – spüre beide Beine – spüre beide Arme – beide Beine – spüre beide Arme und Beine gleichzeitig –

spüre Becken – Bauchraum – Brustraum – spüre die gesamte Körpervorderseite – spüre Gesäß – Rücken – Wirbelsäule – Schulter – spüre die gesamte Körperrückseite – spüre Körpervorderseite und Körperrückseite – spüre Körpervorderseite und Körperrückseite –

spüre Kopf und Kopfhaut – spüre Kopf und Kopfhaut –
Kopf und Kopfhaut – Kopf und Kopfhaut –
spüre den gesamten Kopf – spüre den gesamten Kopf –
den gesamten Kopf – den gesamten Kopf –

spüre Kopf und Körper – spüre Kopf und Körper –
Kopf und Körper – Kopf und Körper –
spüre den gesamten Körper – spüre den gesamten Körper –
den gesamten Körper – den gesamten Körper –

Rückkehr: Nimm zwei bis drei tiefe Atemzüge. Räkele und strecke den gesamten Körper. Öffne langsam die Augen und lächele dir zu. Wiederhole gedanklich die folgenden Affirmationen:

„Ich bin vollkommen entspannt!" –
„Ich bin im Hier und Jetzt!" –
„ICH LASSE VON ALLEM LOS!"

HEILIGER TEMPEL

Du befindest dich in einem heiligen Tempel –
sitzt in Meditationshaltung – schaust dich um –
prächtiger Marmorboden – imposante Säulen –
lichtdurchflutete Fenster – filigrane Holzschnitzereien –
Wände verziert mit Heiligenbildern – heilige Symbole –

<u>Alles ist still – Stille um dich herum – Stille in dir</u> –
du schaust zur Stirn – <u>beruhigende Dunkelheit umhüllt dich</u> –
schaust tiefer und tiefer in die Dunkelheit – Was siehst du? –

Du wanderst mit deiner Aufmerksamkeit zum Scheitel –
da ist Licht – so viel Licht –
<u>du trägst eine Krone aus purem Licht</u> –

Du spürst deinen Atem – ganz flach – kaum wahrnehmbar –
er fließt zum Scheitel – Atem und Scheitel sind eins –
mit jedem Atemzug dehnt sich die Lichtkrone aus –
immer weiter und weiter – bis in die Unendlichkeit –

<u>Du fühlst dich eins mit dem Universum</u> –
<u>heilige Stille – du bist die Stille</u> –
du dehnst dich aus – endlose Weite –
heilige Stille – endlose Weite –
Stille – Weite – Stille – Weite –

Du kehrst zurück zum Tempel –
betrachtest die Bilder und Symbole –
eines zieht dich besonders in seinen Bann –
<u>du lächelst wissend – voller Erkenntnis</u> –

Rückkehr: Nimm zwei bis drei tiefe Atemzüge. Räkele und strecke den gesamten Körper. Öffne langsam die Augen und lächele dir zu. Wiederhole gedanklich die folgenden Affirmationen:

„Ich bin vollkommen entspannt!" –
„Ich bin im Hier und Jetzt!" –
„ICH RUHE IN MEINER MITTE!"

ZAUBERWALD

Du stehst vor einem riesigen Tor mit zwei goldenen Flügeln –
reich verziert mit filigranen Ornamenten – mystischen Symbolen –
du öffnest das Tor – und betrittst einen magischen Wald –

<u>Die Zeit steht still – der Zauber umfängt dich</u> –
staunend schaust du dich um –
im mystischen Nebel – siehst du geschwungene Äste –
duftende Blüten – leuchtendes Moos –
ein geheimer Ort von Feen und Elfen –
voller funkelnder Kristalle – und Glitzerstaub –

Uralte Baumriesen säumen einen leuchtenden Pfad –
du folgst ihm beschwingt und fröhlich –
spürst weiches Moos zart unter deinen nackten Füßen –
mit jedem Schritt leuchtet der grüne Grund hell auf –
begleitet von glitzernden Funken –
sie wirbeln unter deinen Füßen auf –
vermischen sich mit tanzenden Feenlichtern –
und bunten Schmetterlingen –
magische Blüten im Unterholz drehen sich neugierig zu dir um –
ein überwältigendes Blütenmeer – bunter Formen und Farben –

Eine Blüte zieht dich magisch an –
du bestaunst ihre filigrane Zeichnung –
behutsam berührst du ihre samtigen Blätter –
sie vibrieren ganz zart –
ihr betörender Duft kitzelt deine Nase –
wohlig atmest du ihn tief ein –
<u>und auf einmal fühlst du dich ganz leicht und unbeschwert</u> –
<u>ein Gefühl von tiefem Frieden und reiner Freude – Alles ist gut!</u> –

Du vernimmst eine anmutige Melodie – sie ruft nach dir –
du folgst dem schlängelnden Pfad zu einer kreisrunden Lichtung –
inmitten einer bunten Blütenwiese – ein kleiner Teich –
sein Wasser ruft nach dir – ehrfürchtig trittst du näher heran –

es ist ganz still und klar – wie dein Geist –
lächelnd betrachtest du dein Spiegelbild –

Vor dir schwimmt eine wunderschöne Lotosblume –
sie leuchtet von innen –
neugierig schaust du hinein –
tief verborgen, ruht ein kleiner goldener Same –
<u>du versinkst in seinem feinen Schimmer – immer tiefer und tiefer –</u>
<u>erkennst dich selbst – siehst die wahre Schönheit deines Selbst –</u>

Rückkehr: Nimm zwei bis drei tiefe Atemzüge. Räkele und strecke den gesamten Körper. Öffne langsam die Augen und lächele dir zu. Wiederhole gedanklich die folgenden Affirmationen:

„Ich bin vollkommen entspannt!" –
„Ich bin im Hier und Jetzt!" –
„ICH ERKENNE DIE SCHÖNHEIT MEINER SEELE!"

VOGELPERSPEKTIVE

Du sitzt in einem ruhigen Park –
schaust sehnsüchtig zum Himmel –
möchtest dem Alltag entfliehen –
<u>frei sein, wie ein Vogel – grenzenlos –</u>

Du breitest deine Arme weit aus –
sie werden zu Flügeln – zwei mächtige, starke Flügel –
du schwingst sie und schon hebst du ab –
steigst immer höher und höher –
die Bäume und Wiesen unter dir werden ganz klein –
<u>du fühlst dich so leicht – leicht und erhaben –</u>

Du gleitest über die Dächer deiner Stadt –
schaust auf das bunte Treiben in den Straßen und Plätzen –
<u>du bist stiller Beobachter – nur Beobachter –</u>

Es ist so befreiend, alles von außen zu betrachten –
<u>du genießt den Ausblick – den Weitblick – den Überblick –</u>
du änderst die Richtung – verlässt deinen Alltag –
fliegst zu einem Ort deiner Träume –

Die Landschaft gleitet unter dir dahin –
du folgst einem glitzernden Fluss –
gemächlich schlängelt er sich zwischen Feldern und Wiesen –
ganz ruhig strömt er, wie dein Atem – ruhig und gleichmäßig –

Du spürst den Wind unter deinen weiten Flügeln –
er trägt dich sicher – du gleitest schwerelos dahin –
<u>alle Gedanken verlieren sich im Wind –</u>
<u>dein Geist wird frisch und klar –</u>

Du betrachtest die Schönheit der Natur –
aus einer erhabenen Perspektive –
<u>alles ist so winzig, vollkommen belanglos –</u>

Über dir, der endlose Himmel –
strahlend blauer, grenzenloser Himmel – <u>du fühlst dich frei –</u>
<u>Freiheit über dir – Freiheit unter dir – Freiheit in dir –</u>

Rückkehr: Nimm zwei bis drei tiefe Atemzüge. Räkele und strecke den gesamten Körper. Öffne langsam die Augen und lächele dir zu. Wiederhole gedanklich die folgenden Affirmationen:

„Ich bin vollkommen entspannt!" –
„Ich bin im Hier und Jetzt!" –
„ICH BEWAHRE STETS ÜBERBLICK UND WEITBLICK!"

STRAHLENDES HERZ

Du spazierst durch einen weitläufigen Landschaftsgarten –
zwischen weiten Rasenflächen – bunten Blumenwiesen –
über idyllische Bäche, mit geschwungenen Brücken –
unter Schatten spendenden Bäumen aus aller Welt –
zu einem wunderschönen Schloss –
ein Schlossgarten mit zahlreichen Laubengängen –
du darfst Lustwandeln wie in alten Zeiten –
zu farbenprächtigen, exotischen Pflanzen –
und duftenden Rosenstauden –
du schnupperst an einer besonders hübschen Rose –

Ein kleiner See lädt zum Verweilen ein –
du hast Lust, dich auf eine der weißen Bänke zu setzen –
schaust dich um – bunte Enten am geschwungenen Ufer –
ein Schwan treibt majestätisch an einer Wasserfontäne vorbei –
gesellige Picknicks und fröhliches Treiben auf grünen Hügeln –
spielende Kinder – du hörst ihr Lachen –
<u>auch du lächelst – alles ist so friedlich</u> –

Du spürst dein Herz – es lacht vor Freude –
<u>es weitet sich – öffnet sich</u> –
glückliche Erinnerungen längst vergessener Kindertage –
kostbare Momente deines Lebens –

Du bist in liebevollem Einklang – <u>Selbstliebe durchflutet dich</u> –
du weißt, alles ist Liebe – <u>du liebst und du wirst geliebt</u> –
du spürst die Liebe – <u>bedingungslose, allumfassende Liebe</u> –
<u>dein Herz dehnt sich aus – immer weiter und weiter</u> –
du möchtest deine Liebe mit allen Menschen teilen –

Du atmest zum Herzen – strahlendes Licht flutet deinen Brustraum –
mit jeder Einatmung strömen Licht und Liebe zu deinem Herzen –
mit jeder Ausatmung verschenkst du Licht und Liebe –
sendest sie zu einem geliebten Menschen –
sendest sie zu deiner Familie – deinen Freunden –
zu allen Menschen –

Rückkehr: Nimm zwei bis drei tiefe Atemzüge. Räkele und strecke den gesamten Körper. Öffne langsam die Augen und lächele dir zu. Wiederhole gedanklich die folgenden Affirmationen:

„Ich bin vollkommen entspannt!" –
„Ich bin im Hier und Jetzt!" –
„ICH ERSTRAHLE IM LICHT DER LIEBE!"

KANUFAHRT

Stell dir vor, du sitzt in einem Kanu –
treibst gemächlich auf einem ruhigen Fluss –
er schlängelt sich durch ein wunderschönes, weißes Kiesbett –
dein Kanu schaukelt ganz sacht – ganz angenehm –
<u>du lässt dich vertrauensvoll vom Wasser tragen</u> –

Still ist es hier – so still wie in dir –
du spürst die Sonne warm auf deiner nackten Haut –
eine angenehme Brise kühlt deine Stirn –

Deine Hand gleitet durchs Wasser –
seidig umfließt es deine Finger – bildet kleine Wellen –
du folgst ihnen, bis du sie aus den Augen verlierst –
du lauschst dem Wasser – hier und da ein zartes Plätschern –
<u>du musst ganz genau hinhören, um es überhaupt wahrzunehmen</u> –

Der Fluss fließt gemütlich dahin –
er folgt seinem Lauf <u>sorglos und unbekümmert</u> –
du beschließt es ihm gleichzutun –
<u>einfach von allen Gedanken loszulassen</u> –

Glitzernde Wassertropfen springen nach oben –
lösen sich als zarte Welle auf –

Du hast Lust auf ein Spiel –
<u>jeder Gedanke wird zu einem Wassertropfen</u> –
er springt auf – dann löst er sich als Welle auf –
es ist ein endloses Spiel –
springender Gedanke – sich lösende Welle –
springender Gedanke – sich lösende Welle –
kinderleicht lösen sich die Gedanken –
Gedanke – Welle – Gedanke – Welle –

Dein Geist wird ganz müde von den eintönigen Gedanken –
du lehnst dich zurück – schaust zum Himmel –
siehst träge dahinziehenden Wolken –

<u>Das sanfte Schaukeln des Kanus lullt dich wohlig ein –
ganz schläfrig wird dein Geist –</u>
die Strömung ist so angenehm langsam –
kaum wahrnehmbar – trägt dich sanft und sicher –

*Nach und nach weicht jede Spannung aus deinem Körper –
weicht aus Armen und Beinen – Schulter und Nacken –
Rücken und Bauch – Gesäß und Becken – Augen und Stirn –
du bist vollkommen gelöst und entspannt –*

Rückkehr: Nimm zwei bis drei tiefe Atemzüge. Räkele und strecke den gesamten Körper. Öffne langsam die Augen und lächele dir zu. Wiederhole gedanklich die folgenden Affirmationen:

„Ich bin vollkommen entspannt!" –
„Ich bin im Hier und Jetzt!" –
„ICH LASSE MICH VOM FLUSS DES LEBENS TRAGEN!"

SÜDSEESTRAND

Du sonnst dich an einem wunderschönen Südseestrand –
du liegst im herrlich warmen, weichen Sand –
seine Wärme durchströmt wohlig deinen gesamten Körper –
du räkelst dich genüsslich – es gibt nichts, was dich stört –

Eine erfrischende Brise streichelt ganz sanft deinen Körper –
deine Füße spielen im tieferen Sand – du genießt die Kühle –

Palmwedel spenden Schatten – leicht wiegen sie sich im Wind –
du lauschst ihrem Rauschen – es wirkt so herrlich beruhigend –

Es ist ein einsamer Strand – das Meer ist ruhig –
kleine Wellen erklimmen kraftvoll, mutig den Strand –
im nächsten Moment kehren sie zurück ins endlose Meer –
ein ewiger Rhythmus – <u>von Abschied und Neubeginn</u> –

Dein Atem passt sich diesem zeitlosen Wellenspiel an –
strömen die Wellen zum Strand, atmest du kraftvoll ein –
ziehen die Wellen sich zurück, atmest du langsam aus –
Einatmung ist Neubeginn – Ausatmung ist Abschied

Dein Geist wird still und klar – voller Ehrfurcht und Vertrauen –
<u>Leben ist Wandel – auch dein Leben bedarf des Wandels</u> –
Was möchtest du beenden? – Was möchtest du neu beginnen? –

Verbinde deinen Atem mit einer Entscheidung –
einatmend, bejahe etwas Neues in deinem Leben –
ausatmend, entlasse etwas Altes aus deinem Leben –

Wissend lächelst du dir innerlich zu –
spürst Hoffnung und Zuversicht – Du weißt, alles ist gut! –

Rückkehr: Nimm zwei bis drei tiefe Atemzüge. Räkele und strecke den gesamten Körper. Öffne langsam die Augen und lächele dir zu. Wiederhole gedanklich die folgenden Affirmationen:

„Ich bin vollkommen entspannt!" –
„Ich bin im Hier und Jetzt!" –
„ICH WACHSE IM WANDEL MEINES LEBENS!"

WALDSPAZIERGANG

Du wanderst durch einen lichten Sommerwald –
es ist ein sonniger, warmer Tag –
die Sonne glitzert durch das Blätterdach –
sie wärmt dein Gesicht, kitzelt deine Nase –

Leichter Wind lässt die Blätter spielerisch tanzen –
er erfrischt Körper und Geist –
du nimmst einen tiefen Atemzug –
riechst den erdigen Geruch des Waldes –

Du läufst auf verschlungenen Pfaden –
ganz leichtfüßig auf moosbedecktem Grund –
ein Eichhörnchen springt von Ast zu Ast – es folgt dir neugierig –

Der Wald lebt – er klingt, nur für dich – du hältst inne, lauschst –
sanftes Rauschen der Blätter – munteres Zwitschern der Vögel –
knarrende Äste in den Bäumen – knackende Äste am Boden –
eine Maus huscht im Laub – lächelnd beobachtest du sie –

Du läufst weiter – immer tiefer in den Wald –
die Bäume stehen jetzt dichter –
Licht und Schatten wechseln –
ein Meer von Grüntönen umgibt dich –
majestätische, uralte Bäume säumen deinen Weg –

Ehrfurchtsvoll bleibst du vor einem stehen –
betrachtest ihn staunend – das Labyrinth verzweigter Wurzeln –
den gewaltigen Stamm – das üppige Blätterdach –
du berührst die dicke, rissige Borke –
fühlst sie schuppig, rau unter deinen Fingern –
du hast Lust, ihn zu umarmen – dich mit ihm zu verbinden –

<u>Du wirst zu einem starken Baum</u> –
deine kräftigen Wurzeln wachsen tief in den Boden –
sie verankern dich – erden dich –
deine Mitte ist stark und stabil –
du stehst aufrecht, unerschütterlich –
deine mächtige, weite Krone entfaltet sich – mitten im Licht –

Dein Atem fließt ganz ruhig und gleichmäßig –
mit jedem Atemzug zirkuliert Energie in deinem Körper –
einatmend fühlst du die kühle Erdenergie von unten –
ausatmend fühlst du die warme Sonnenenergie von oben –
<u>erstaunt nimmst du wahr, wie energiegeladen du dich fühlst</u> –

Rückkehr: Nimm zwei bis drei tiefe Atemzüge. Räkele und strecke den gesamten Körper. Öffne langsam die Augen und lächele dir zu. Wiederhole gedanklich die folgenden Affirmationen:

„Ich bin vollkommen entspannt!" –
„Ich bin im Hier und Jetzt!" –
„ICH BIN TIEF IM LEBEN VERWURZELT!"

SOMMERWIESE

Du liegst im weichen Gras – auf einer bunten Sommerwiese –
wohlig schmiegt sich dein Rücken an die kuschelige Decke –
deine Schulter liegt entspannt, auch Rücken und Becken –
du liegst vollkommen ruhig, gelöst und entspannt –

Eine leichte Brise lässt das Gras sanft wiegen – *kühlt deine Stirn* –
Grillen zirpen – Vögel zwitschern –
leise brummend fliegt eine Libelle vorbei –
träge schaust du dich um –
bewunderst die bunten Blüten – blaue, gelbe, violette, weiße
eine Blüte gefällt dir besonders –
staunend betrachtest du das kleine Kunstwerk –

Ein mutiger Käfer krabbelt langsam einen hohen Stängel hinauf –
endlich erreicht er die Blüte – taucht freudig in den gelben Pollen –
du musst lachen, denn der Pollen klebt einfach überall –
an kurzen Beinchen – schillernden Flügeln – langen Fühlern –

Du schaust zum Himmel –
beobachtest die dahinziehenden luftigen Wolken –
immer wieder verändern sie ihre Form –
es macht dich ganz schläfrig
Wolken entstehen – Wolken lösen sich –
Wolken entstehen – Wolken lösen sich –

<u>Auch deine Gedanken entstehen und lösen sich</u> –
ein Gedanke entsteht – im nächsten Moment löst er sich auf –
Gedanken entstehen – Gedanken lösen sich –
Gedanken entstehen – Gedanken lösen sich –

<u>Du beobachtest die Stille zwischen den Gedanken</u> –
ein Gedanke taucht auf – er löst sich – dann Stille –
ein neuer Gedanke taucht auf – löst sich – Stille
Gedanke – Stille – Gedanke – Stille –
du genießt die wohltuende Stille – immer länger werdend –
<u>Alles ist Stille! – Die Stille ist in dir – beruhigende, wohlige Stille</u> –

Rückkehr: Nimm zwei bis drei tiefe Atemzüge. Räkele und strecke den gesamten Körper. Öffne langsam die Augen und lächele dir zu. Wiederhole gedanklich die folgenden Affirmationen:

„Ich bin vollkommen entspannt!" –
„Ich bin im Hier und Jetzt!" –
„MEIN GEIST IST STILL UND KLAR!"

Wasserfall

Du stehst am Fuße eines Wasserfalls. Umgeben von meterhohen Steinen fließt Wasser durch eine unfassbar hohe Treppenlandschaft. Stufe um Stufe folgt dein Blick dem gewaltigen Strom. Immer höher und höher, bis er sich in den imposanten Bergen verliert. Woher mag all das Wasser wohl kommen? Vergeblich schaust du nach seinem Ursprung.

Tief verborgen, versteckt zwischen den Felsen, macht sich ein kleines Rinnsal auf seinen Weg. Fließt über Millionen winziger Steine. Bahnt sich unbeirrbar seinen Weg zwischen großen, meterhohen und tonnenschweren Hindernissen. Nichts kann das Wasser aufhalten! Es entwickelt sich zu einer gewaltigen, unvorstellbaren Naturkraft! Du spürst diese Urkraft auch in dir. Nichts kann sich deiner Urkraft entgegenstellen. Du fühlst sie in jedem Teil deines Körpers.

Du greifst nach einem deiner Lebensträume. Noch ist er ganz klein, fast winzig. Doch du möchtest ihn wachsen lassen. Er möchte reifen, an Kraft gewinnen. Wie das Wasser bahnt er sich durch deine innere geistige Landschaft. Umfließt geschickt sämtliche Zweifel. Sucht sich tapfer seinen Weg zwischen falschen Glaubenssätzen und Vorstellungen. Überwindet gewaltig tosend Ängste und Sorgen. Bis er sich an der steilen Klippe in vollem Urvertrauen fallen lässt.

Alles Alte hinter sich lassend, fällt dein Lebenstraum zuversichtlich in ein fruchtbares Becken. Ganz still und klar ruht das Wasser hier. Es ruht in sich. Nach seiner langen Reise ist es endlich angekommen. Du spürst diese Ruhe auch in dir. Auch du bist angekommen – ganz bei dir!

Du schmunzelst über all die zurückgelassenen Hindernisse. Plötzlich wird dir klar, du bist eine nie endende Quelle der Kraft, der Hoffnung und der Zuversicht. Nichts kann dich aufhalten! Jedes Hindernis wird überwunden. Jeder Stein ist ein Meilenstein auf deiner Seelenreise. Deine Träume suchen sich ihren Weg, gleich einem Wasserlauf. Manchmal stark und unbeugsam, dann wieder geschickt und behände. Es sind nicht die Steine, die den Weg formen – es ist die Kraft des Wassers. Du spürst deine innere Kraft – deine Lebenskraft! Du spürst sie mit jedem Herzschlag.

Rückkehr: Nimm zwei bis drei tiefe Atemzüge. Räkele und strecke den gesamten Körper. Öffne langsam die Augen und lächele dir zu. Wiederhole gedanklich die folgenden Affirmationen:

„Ich bin vollkommen entspannt!" –
„Ich bin im Hier und Jetzt!" –
„ICH BIN VERBUNDEN MIT DER KRAFT DES LEBENS!"

WINTERLANDSCHAFT

Du fährst auf schneebedeckten Serpentinen hinauf in die verschneite Winterberglandschaft. Du lässt die Stadt und den Trubel weit unten im Tal. Freust dich auf die Einsamkeit und Stille in der Natur. Es ist ein trüber Wintertag. Die Wolken hängen schwer und träge am Himmel. Doch schon bald lichten sich die Wolken. Mit jeder Kurve klart sich der Himmel auf, bricht die Sonne einladend hervor. Endlich erreichst du den Gipfel. Freudig streifst du dir die Schneeschuhe über. Betrittst die verborgenen Pfade zwischen den Bäumen.

Stille umfängt dich. Du bist vollkommen allein. Nur schneebedeckte Bäume in einer weißen, unberührten Winterlandschaft. Über dir, der strahlend blaue Himmel. Alles ist weiß, fast blendend. Du setzt dich für einen Moment in den Schnee, schaust dich um, verbindest dich mit dem Wald. Nimmst das herrliche Kunstwerk tief in dich auf. Das Weiß umhüllt dich. Du fühlst dich geborgen wie in einem schützenden Kokon. Der Wald schweigt. Bewegungslose Ruhe, gleich einem Stillleben. Du spürst diese Ruhe auch in dir.

Tief schneidet sich der Pfad in die Schneedecke. Führt dich in sanft geschwungenen Kurven immer weiter hinauf. Du steigst über Wurzeln, schlüpfst zwischen Bäumen, erklimmst kurze steile Passagen. Du genießt eine kleine Pause. Atmest die klare Bergluft tief ein – schmeckst sie sogar. Zufrieden schaust du dich um. Betrachtest deine Spuren, hier und da auch die Spuren von Hasen und Vögeln. Du lauschst, hörst jedoch nur das knarrende Wiegen einzelner Bäume im sanften Wind und deinen ruhigen Atem – ansonsten nur Stille. Stille um dich herum. Stille in dir. Die Stille belebt dich.

Du gehst langsam und bedächtig weiter. Harsch klingt der Schnee bei jedem Schritt. Ganz plötzlich lichten sich die Bäume zu einem atemberaubenden Aussichtspunkt. Staunend schaust du in die gewaltige, weiße, unberührte Bergwelt. Du spürst eine tiefe innere Verbundenheit mit dieser unschuldigen Natur. Die Sonne lässt den Schnee in weißem Glanz erstrahlen.

Er ist so rein und klar – wie dein Geist! Kindliche Freude bricht sich frei. Du musst lachen, laut und befreiend! Du streckst die Arme weit nach oben, möchtest die Welt umarmen. Du rufst in die Berge und lachst über dein eigenes Echo. Gleich noch einmal! Und noch einmal!

Lachend lässt du dich rücklings in den weichen Schnee fallen. Erinnerst dich an deine Kindheit. Verschneite Winter mit Schnee-Engeln. Kichernd bewegst du deine Arme und Beine. Du fühlst dich wieder wie ein Kind, frei und unbeschwert! Erschöpft hältst du inne und spürst in dich hinein. Was fühlst du? Du bist ganz bei dir. Fühlst dich geborgen im weichen Schnee. Der Wind streichelt sanft dein Gesicht. Spürst einzelne zarte Schneeflocken. Du streckst die Zunge heraus und fängst sie genüsslich ein. Sie schmelzen auf der Zunge. Du spürst sie erst kühl, dann warm. Du könntest ewig ganz selbstvergessen liegen. Doch es ist Zeit für den Rückweg. Ganz langsam stehst du auf. Du klopfst dir kichernd den Schnee von Jacke und Hose. Und begibst dich freudig auf den Rückweg.

Rückkehr: Nimm zwei bis drei tiefe Atemzüge. Räkele und strecke den gesamten Körper. Öffne langsam die Augen und lächele dir zu. Wiederhole gedanklich die folgenden Affirmationen:

„Ich bin vollkommen entspannt!" –
„Ich bin im Hier und Jetzt!" –
„ICH FÜHLE MICH FREI UND UNBESCHWERT!"

Liebe Leserin, lieber Leser,

dieses Buch entstand aus der Idee, mein Yoga-Standardwerk „Yoga im Sitzen – 30 Blitzprogramme für Beruf & Freizeit" mit dem Schwerpunkt der Entspannung zu vertiefen.

Entspannung ist die Grundlage jeder tiefen Yoga-Erfahrung! Daher ist es mir ein wichtiges Anliegen, die immense Bedeutung der Entspannungsverfahren und das machtvolle Potenzial der Fantasiereisen mit diesem Buch hervorzuheben.

Ich wünsche mir, dass dieses Buch dich bei deinen Yogakursen unterstützen wird. Sollte es dir gefallen, würde ich mich über eine kurze Bewertung auf Amazon oder einer anderen Buchplattform sehr freuen. Gerne kannst du mich auch persönlich kontaktieren. Jedes Feedback, ob Lob, Kritik, Frage oder Anregung, ist eine wertvolle Bereicherung für mich als Autorin.

Kontakt per E-Mail: alidakossack@yahoo.com
Kontaktformular meiner Webseite: www.pranacentre.ca
Ich freue mich auf deine Nachricht!

Ich bedanke mich bei dir, liebe Regina Picco, von ganzem Herzen für deine Geduld, Genauigkeit und Engagement, auch bei der wiederholten Überprüfung des Manuskripts. Unsere wertvolle Zusammenarbeit und Freundschaft haben dieses Buchprojekt zu etwas ganz Besonderem gemacht. Danke, dass du daran geglaubt und es aus tiefstem Herzen unterstützt hast.

Herzliche Grüße
Alida Kossack

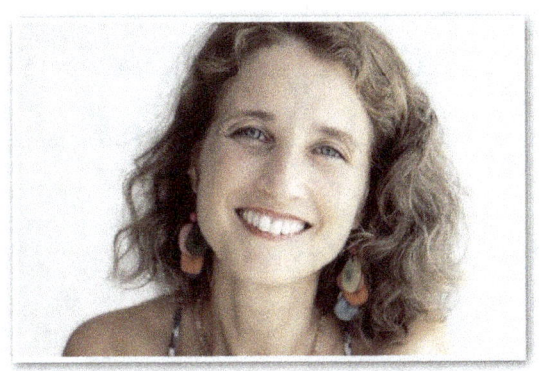

Alida Kossack, Autorin
Diplom-Biologin, Medium

Entspannungstrainerin, Fitnesstrainerin,
NLP-Practitioner, Shiatsu-Practitioner,
Ayurvedische Gesundheitsberaterin,
Psychologische Ayurveda-Beraterin,
Yoga-Therapeutin, Yoga-Lehrerin,
QiGong & TaiChi-Lehrerin,

BÜCHER VON ALIDA KOSSACK

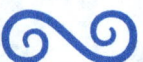

SPIRITUAL GUIDED IMAGERY FOR YOGA CLASSES

MASTER RELAXATION: THE KEY TO SUCCESSFUL YOGA PRACTICE
RELAXATION TECHNIQUES FOR BEGINNING AND ENDING A YOGA CLASS

informative
Everything you need to know about relaxation techniques,
their goals and effects at a glance.
– pragmatic and user-friendly –

professional
Properly apply progressive muscle relaxation, autosuggestion,
autogenic training, and guided imagery.
– tailored to yoga classes –

practical
Detailed exercise instructions for initial and final relaxation,
as well as 17 inspiring and powerful guided imagery journeys
for varied deep relaxation.
– simply read aloud –

Available as eBook and softcover!

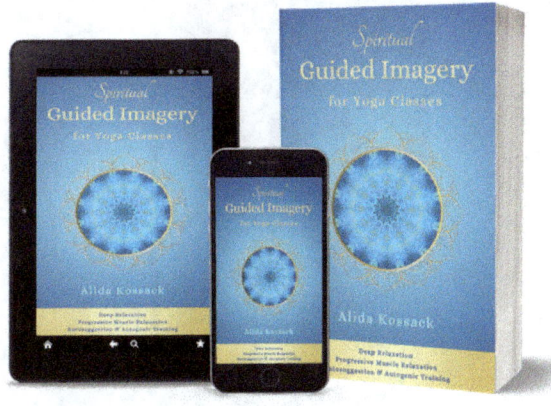

YOGA IM SITZEN
30 BLITZPROGRAMME FÜR BERUF & FREIZEIT

YOGA IM SITZEN – JETZT, HIER UND ÜBERALL!
INNOVATIVES YOGA-STANDARDWERK – PRAXISBUCH UND LEBENSRATGEBER

Für Einsteiger und Fortgeschrittene:
Erlerne macht- und wirkungsvolle Techniken für mehr Lebensqualität im Alltag. Erstelle dir dein eigenes Yoga-Programm. Blitzprogramme für alle Lebenslagen und Lebensfragen zum schnellen Einsatz am Arbeitsplatz oder Zuhause.

Für Yogalehrer:
Ein umfassendes Nachschlagewerk für mehr Abwechslung im Unterrichtsalltag, mit 38 Asanas, 15 Mudras, 12 Atemübungen, 8 Entspannungsübungen, 10 Konzentrationsübungen, 10 Meditationsübungen, 7 Übungen zur Selbstbefreiung, 14 Übungen für die Hauptenergiezentren.

Als Taschenbuch und Gebundene Ausgabe erhältlich!

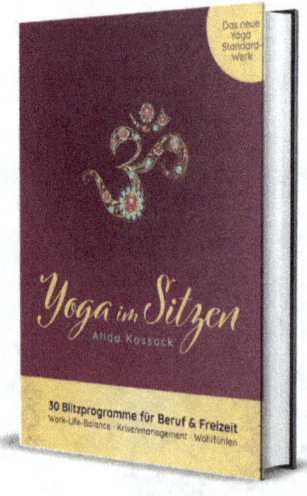

SITTING YOGA
30 MINI WORKOUTS FOR WORK & LEISURE

SITTING YOGA – ANYWHERE, ANYTIME!
NEW ULTIMATE YOGA COMPENDIUM – PRACTICAL BOOK AND LIFE GUIDE

For Beginners and Advanced Users:
Learn powerful and effective techniques for a better quality of life in everyday life. Create your own yoga program. Mini workouts for all life situations and life questions, for quick use at work or at home.

For Yoga Teachers:
A comprehensive reference book for more variety in everyday teaching, with 38 asanas, 15 mudras, 12 breathing exercises, 8 relaxation exercises, 10 concentration exercises, 10 meditation exercises, 7 self-liberation exercises, 14 exercises for the main energy centres.

Available as softcover and hardcover!

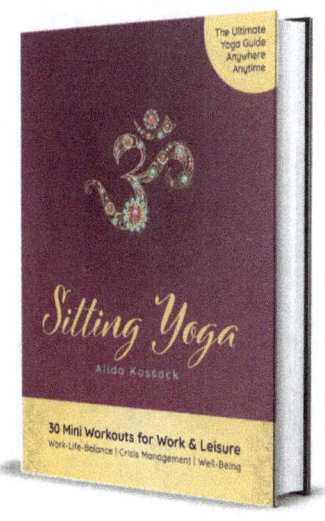

www.ingramcontent.com/pod-product-compliance
Lightning Source LLC
Chambersburg PA
CBHW050342010526
44119CB00049B/667